Dr Ursula Schinzel

Sports in Luxembourg

Ein Fitness-Konzept von Dr Ursula Schinzel
A fitness concept by Dr Ursula Schinzel
Un concept de fitness de Dr Ursula Schinzel
Eng Fitness-Iddi vun der Dr Ursula Schinzel

Yoga – Pilates – Stretching – Fitness
und vieles mehr / and much more / et bien d'autres / a vill méi
Mit Vorgeschichten – with prefaces – avec des préfaces – mat Virgeschichten
Mit Anekdoten – with Sport Short Stories – avec des anecdotes – mat Anekdoten

FRIELING

Bibliografische Information der Deutschen Nationalbibliothek
Die Deutsche Nationalbibliothek verzeichnet diese Publikation in der Deutschen Nationalbibliografie; detaillierte bibliografische Daten sind im Internet über http://dnb.d-nb.de abrufbar.

Rheinstraße 46, 12161 Berlin
Telefon: 0 30 / 76 69 99-0
www.frieling.de

ISBN 978-3-8280-3480-8
1. Auflage 2019
Bildnachweis: Archiv der Autorin

Printed in Germany

Um weiter zu springen, musst du einen Schritt zurückgehen.
To jump further, you have to take a step backwards.
Afin de pouvoir sauter plus loin, vous devez faire un pas en arrière.
Fir méi wäit ze sprangen, muss du e Schrëtt zeréck goen.

Préface d'Elyse Collet

Je m'appelle Elyse, je suis la voisine d'Ursula et j'ai 16 ans. C'est la deuxième fois que j'écris une préface pour Ursula, la première fois c'était quand j'avais 11 ans et c'était pour son livre : 'Pourquoi les luxembourgeois sont-ils heureux ?'.

Ce nouveau livre est un livre multilingue sur le sport, sur ses exercices de pilates, yoga, fitness, stretching, truffé d'anecdotes de ses participants.

Au début du livre se trouvent les anecdotes, suivis par la partie avec les exercices. Ce qui fait un mélange original, comme dans ses cours, où les gens viennent pour faire les exercices, mais aussi pour parler et pour socialiser en effet cela représente bien le vif des cours.

Pour ma part je pratique deux activités sportives différentes : le tennis et la boxe anglaise. Le tennis je pratique cela deux fois par semaine ainsi que la boxe anglaise. Ce sont deux sports très différents mais tous deux sont des sports intéressants et chouettes à faire.

J'ai un petit frère de 13 ans qui lui pratique le football. Il en fait trois fois par semaine et le week-end, il fait des matchs partout dans le pays.

Et enfin mes parents, eux aussi font du sport. Ma mère fait des cours privés avec coach sportif et de la piscine. Mon père, lui, fait du badminton et cours quand la météo le permet.

Mon père est belge et luxembourgeois, ma mère est française, mon frère et moi sommes français et luxembourgeois. A l'école nous apprenons le français, l'allemand, le luxembourgeois et l'anglais.

Ursula enseigne dans toutes ces langues, et en ajoute encore d'autres, selon le besoin et la langue du participant. Nous avons beaucoup de portugais, d'italiens, d'espagnols, mais aussi des russes, polonais, chinois et de différents pays d'Afrique.

Ursula est luxembourgeoise et allemande. C'est une femme très sportive qui ne fait que cela. Du sport du matin au soir ! Je la vois toujours sur son vélo, par tous les temps, à aller à un cours de sport ou de langue, ou bien encore pour se rendre à des événements comme le marathon ou le 'City-Jogging', 'Relais pour la Vie' ou 'Race for the kids'. La ville de Luxembourg offre vraiment une grande panoplie d'activités sportives et culturelles. On ne s'ennuie jamais ici, au contraire !

J'avais promis à Ursula de lui écrire cette préface, alors la voilà.

Je vous souhaite donc bonne lecture !

Elyse Collet, 16 ans, voisine d'Ursula

Vorwort von MB – Foreword by MB – Préface de MB – Virwuert vum MB

On the Internet, yes, where else, this is where we first met . Of course on the Internet, we are modern people! One day, many years ago, I was approached by her, asking me:

"Do you need someone like me in your research team?"

Professor of International Management at one of the most prestigious Business Schools in New York, Editor of a Journal, and a researcher in International Management, my reply was:

"Yes, we need someone to collect data from Turkish negotiators in Germany, for an international research project that encompasses 15 countries. Is this something you might be interested in?"

"Yes, I am interested, please let me know what to do next." As simple as that. We are still working on this research project, together with 12 other partners around the world.

She has stamina and endurance, she is pushy sometimes, and I have never seen anyone who can convince strangers to fill-in questionnaires as rapidly as she does. She has the ability to develop quick trust relationships with people, the gift of making people do things they wouldn't otherwise do. We compiled this research together and presented it at International Management Conferences and won the second place Best Paper Award. We met several times in person at International Conferences, and I learned that she is very athletic. Of course, what else. "She must be similarly pushy with her students in her sports classes," I thought. While I would relax and enjoy a good meal or a good wine, she would be running, training for her next Marathon, or for her next class. She is mainly teaching sports, she said, not International Business. She even motivated me to exercise more, including swimming. Not longer ago than last week, we discussed the New York Marathon. I said: "I could never run this far, but I could swim this far!" "What do you mean" she asked. I said: "I need 30 minutes to swim 1km, the Marathon length is 42km, so it would take me 21 hours to swim a Marathon." Besides swimming, I also do Yoga, as described in this book.

"What's this Sports-book about?" I asked her.

"This book is written in several languages. It is about sports exercises, illustrated by personal anecdotes of classes' participants, written in their different languages." She replied. When she first talked to me about this project, my first reaction was:

"But there are already enough books about Yoga-Pilates exercises, just google them, and you'll find plenty of them."

"My students have asked me to present the exercises I employ in their classes because they also want to exercise at home, but they do not remember the exercises, especially as these exercises are different from those presented in other books" she replied.

Well, I thought, she had already written and published several other books that I had helped her with "How to get a Doctorate" – in English and "Pourquoi les luxembourgeois sont-ils heureux" – in French, why not a book about her sports exercises and anecdotes? She even convinced me to write this preface for her book. I hope you enjoy reading this multi-lingual storytelling sports exercise book. A real 'oeuvre d'art' – artwork.

Good luck and enjoy!

EINE VORGESCHICHTE VON STEFAN:

So fing alles an, 1982

Stefan:

Das erste Mal miteinander gesprochen haben wir nach dem gemeinsamen Sportunterricht, Volleyball. Wir waren auf der Rückfahrt vom Sport, ich sah dich auf dem Fahrrad fahren, das Blaue mit den Blümchen. Du fuhrst übers Ezach heim, ich habe dich überholt und es musste mir irgendwas einfallen … also blieb ich vor dem Autobahntunnel stehen, holte mein Werkzeug raus und hatte eine Panne. So fing alles an. Die Stelle gibt es heute gar nicht mehr, der Tunnel ist weg, die Straße verläuft anders …

Uschi:

Wie war das genau? Erzähl mal, bitte!

Stefan:

Wie alles begann …

Angefangen hat alles 1981 im Spätsommer. Ich war in die 13. Klasse gekommen und hatte zum letzten Mal Schulsport, Volleyball. Am Unterricht nahmen auch ein paar Schüler aus der 11. Klasse teil, das war etwas Besonderes, Schulsport war nicht mein Ding, im Gegenteil: Ich hasste ihn, weil ich immer eher klein und unsportlich war. Fußball interessierte mich nicht die Bohne und Skifahren konnte und wollte ich auch nicht. Zu der Zeit war ich allerdings in einer ganz guten körperlichen Verfassung, ich ging viel joggen, betrieb ein wenig Krafttraining und hatte eine ordentliche Kondition. Nicht dass ich das aus Leidenschaft getan hätte, nein, es diente einzig dazu, meinen ansonsten eher zarten Körper auf den anstehenden Wehrdienst vorzubereiten. Deswegen machte mir der Schulsport zum ersten Mal ein wenig Spaß, ja, ich war gar nicht so schlecht wie in allen Jahren zuvor.

Unter den Schülern aus der 11. Klasse war ein besonders nettes Mädchen, es hieß Uschi. Uschi verdrehte allen Jungs den Kopf, sie war einfach hinreißend, charmant und liebenswert, dabei aber sehr weiblich und scheinbar unkompliziert. Sie war klein, hatte kurze mittelblonde Haare und eine sportlich schlanke Figur. Uschi gefiel mir vom ersten Augenblick an und in diesem ersten Augenblick schon war mir klar, dass unsere Leben sich ineinander verflechten würden. Sie sollte eine Rolle spielen in meinem Leben, ihren Platz einnehmen darin, für immer.

Ich bemühte mich beim Volleyball, anständig zu spielen, keinen Ball auf den Boden kommen zu lassen und so oft wie möglich Uschi anzuspielen. Uschi spielte gut, sie war sehr sportlich, auch wenn sie wenig Volleyball gespielt hatte. Irgendwann war die Sportstunde vorüber und die Schule war zu Ende an diesem Tag, alle fuhren nach Hause. Uschi hatte ein Fahrrad, es war blau angestrichen und verziert mit kleinen Blüten, die innen rot waren und außen weiße Blütenblätter trugen. Ich fuhr zu der Zeit einen alten weißen Renault R4, er war schäbig, und ich hatte ihn für 20 Mark – und ein Bier in unserer Stammkneipe – von Tilmann gekauft. Damals fuhr ich immer Autos, die ich billig bekommen konnte und die noch ein paar Monate „TÜV hatten". Der R4 fuhr ganz passabel, einzig die Bremsen waren am Ende, ich musste immer ein paarmal mit dem Pedal pumpen, bis sie wirkten. Heute kann ich mir das nicht mehr vorstellen, aber damals fuhr man solche Autos, wohl wissend um das Risiko und deshalb besonders vorsichtig.

Uschi wohnte in einem anderen Teil unseres Ortes und mein Heimweg war nicht wie ihrer. Trotzdem fuhr ich an dem Tag instinktiv so, dass wir uns auf dem Heimweg begegnen mussten, weil ich sie überholen würde. Und so geschah es auch: Irgendwann erkannte ich sie auf der kleinen Landstraße von hinten an ihrem blauen Rad und ihren blonden Haaren. Langsam fuhr ich an ihr vorbei, schaute nach rechts, sie sah mich, ich sah sie, wir winkten uns zu und schon war ich vorbeigefahren.

Jetzt war ich am Zug, es musste mir irgendwas einfallen, irgendetwas. Irgendeine Idee musste her, damit wir ins Gespräch kamen. Ich hätte sie ganz vorsichtig über den Haufen fahren können und ihr dann freundlich aufhelfen können, kam mir in den Sinn, aber den Gedanken verwarf ich schnell, zumal ich schon an Uschi vorbeigefahren war. Und sie hat mich angelächelt und zurückgewunken, das war doch ein gutes Zeichen, ich war total aufgeregt und es fiel mir nichts ein. Das Auto fuhr und fuhr weiter und mir fiel nichts ein. Ich war nicht der Typ, damals, der einfach auf ein Mädchen zuging und loslaberte, nein, die erste Begegnung musste etwas Zufälliges haben, etwas Schicksalhaftes, nur so wirkte es authentisch, so kannte ich es aus den Filmen, die ich als Kind gesehen hatte: Der Held stolpert über eine Hundeleine oder rutscht auf einer Bananenschale aus, um dann – zufällig – in den Armen oder vor den Füßen der Frau zu landen, an die er sein Herz verliert. Es war keine Bananenschale in Sicht und die Zeit wurde knapp, bald war ich an einer Kreuzung angekommen, an einer Stelle, wo sich ihr Weg und mein Weg unwillkürlich trennen würden.

Zwischendurch hatte der alte R4 immer wieder Fehlzündungen, harmlose Aussetzer, vermutlich war der Verteilerfinger völlig abgerieben oder eine Zündkerze verrußt.

Das war der rettende Gedanke, der perfekte Einfall: eine Autopanne! Bei dem Vehikel musste das durchaus glaubhaft wirken.

Mit einem Blick in den Rückspiegel versicherte ich mich, dass Uschi noch nicht in Sicht war. Ich parkte das Auto halbwegs schräg am Straßenrand, entriegelte die Motorhaube, stieg aus, rannte nach hinten, öffnete die Heckklappe, holte meine Werkzeugkiste (die ich vorsorglich immer im Auto hatte) und rannte nach vorn ums Auto. Von Uschi war noch nichts zu sehen. Sie hatte doch nicht etwa einen anderen Weg genommen oder war sie nochmals umgekehrt und zurückgefahren, weil sie ihre Haarbürste oder die Turnschuhe vergessen hatte? Ganz egal, ich würde warten, Zeit hatte ich genug. Kurz darauf erkannte ich Uschi, wie sie auf der Straße fuhr, direkt auf mich zu. Ich setzte mich auf den rechten Kotflügel des R4, die Beine nach innen zum Motor, stellte die offene Werkzeugkiste oben auf den Luftfilter und fuhr mit den Händen einmal am Motorblock rauf und runter, damit sie aussahen, als ob ich schon am Reparieren sei …

Uschi blieb neben mir stehen und fragte: „Ist er kaputt?"

„Keine Ahnung", erwiderte ich, „er begann plötzlich zu stottern …"

„Kannst du das reparieren?", fragte sie, beugte sich nach vorn und schaute in den Motorraum, noch immer mit ihrem Fahrrad zwischen den Beinen.

„Ich denke schon, viel kann es nicht sein, gerade eben lief er ja noch, und viel ist da nicht drin, was kaputtgehen kann", sagte ich gelassen und schaute von oben auf ihren Scheitel, der die blonden Haare in zwei Richtungen trennte.

„Kann ich dir was helfen?", fragte Uschi und lächelte mich an.

„Vielleicht später, gleich", sagte ich und versuchte, ernst zu schauen. Braune Augen hat Uschi, dachte ich mir.

„Ich werde mal den Verteiler abnehmen", sagte ich und löste die Klammern von dem braunen Gehäusedeckel. Man sah den Verteilerfinger und ich referierte: „Dieses Teil dreht sich und verteilt den Zündfunken auf die vier Zylinder. Wenn es verbraucht ist, dann läuft der Motor nicht mehr." Und während ich so redete und dabei immer wieder Uschi ansah, nahm ich einen kleinen Schraubendreher aus meinem Werkzeug und kratzte damit vorsichtig den Kontakt am Verteilerfinger sauber. Dann steckte ich den Deckel wieder drauf, legte die Klipse um, stieg aus dem Motorraum und lief um Uschi herum zur Fahrertür. Uschi roch nach Honig! Ich griff durch das geöffnete Schiebefenster zum Zündschlüssel, drehte ihn und der Anlasser klinkte ein und erweckte das kleine Motörchen wie erwartet zum Leben.

„Hey, er läuft wieder!", frohlockte Uschi begeistert und strahlte mich an.

„Ja, er läuft wieder", wiederholte ich und stellte den Motor wieder ab.

Schon wieder musste mir irgendwas einfallen, denn Uschi konnte ja nun einfach weiterfahren.

„Wie findest du den Sportunterricht?", fragte ich sie, und mir schien, dies war eine Frage, auf der sich ein Gespräch aufbauen ließ.

„Ich finde es toll, dass wir mit euch zusammen Sport haben. Das ist mal was anderes als immer nur mit unseren Jungs. Und Volleyball ist ganz okay, mir macht es Spaß."

„Ja, ich finde es auch interessant, mal mit anderen Mädchen Sport zu haben. Aber ich kenne niemanden außer dir …", hörte ich mich sagen.

„Woher kennst du mich?", entgegnete Uschi sofort.

„Ich meine, ich habe dich halt schon gesehen, auf dem Schulhof, und auf deinem Rad, das fällt einfach auf. Hast du es so lackiert?"

„Ja, gefällt es dir?", fragte Uschi und lächelte mich schon wieder an.

„Es ist wirklich sehr hübsch, anders als die anderen Fahrräder, es sieht schön aus."

Uschi freute sich über meine Bemerkung und es entstand eine kleine Pause.

„Nun packe ich meine Sachen wieder zusammen", sagte ich und fand sofort, dass das ein dummer Gedanke war, denn Uschi musste glauben, dass ich mich nicht gern mit ihr unterhalten wollte. Also räumte ich erst mal nicht ein und untersuchte gewissenhaft den Motor.

„Musst du morgen früh auch zur Schule?", fragte ich sie und fand, dass das eine dämliche Frage war.

„Ja, gleich zur ersten Stunde, Französisch, und ich muss noch Vokabeln lernen nachher", sagte Uschi und fügte sofort an: „Heute Abend, meine ich."

„Französisch habe ich abgewählt. Das hat mir nie Spaß gemacht und ich war immer ziemlich schlecht."

„Ich bin ganz gut in Französisch und mir macht es Spaß. Ich war auf dem Schüleraustausch in L'Île-Bouchard, das war klasse, ich glaube, das war letztes Jahr im Mai."

„Du hättest mir Nachhilfe geben können", scherzte ich, „das hätte mir gefallen … ich meine, das hätte sicher geholfen."

„Ich gebe einem Mädchen in der sechsten Klasse Französisch-Nachhilfe", erklärte Uschi stolz.

„Das finde ich toll!“

„Ja, es klappt ganz gut mit ihr, sie ist besser geworden durch mich. Vielleicht sollte ich Französischlehrerin werden.“

„Mach das, wenn es dir Spaß macht. Ich würde gern Biologie studieren, Verhaltensforschung bei Tieren, das wäre mein Ding, dafür könnte ich mich begeistern. Und dann mit dem Landrover durch Afrika fahren und fotografieren und filmen, das würde ich gern tun. Aber daraus wird nichts werden, auf Biologie ist ein Numerus clausus von eins Komma null, und das habe ich nicht …“, erklärte ich, während ich meine Werkzeugkiste wieder einräumte, aus dem Motorraum hob und nach hinten trug.

„Das ist schade, aber vielleicht klappt es ja doch irgendwie. Du hattest doch mal so ein witziges Auto, das wie ein Zebra bemalt war“, und wie sie das sagte, schaute sie mich neugierig an.

Also hat sie noch ein bisschen Zeit zum Reden, dachte ich mir und begann zu erzählen.

„Ja, der Autobianchi, das war mein erstes Auto. Leider habe ich ihn nicht mehr, die Vorderradaufhängung ist weggerostet, er wurde schon verschrottet.“

„Ach, das ist schade. Mir hat das Auto gut gefallen, und so eines hat ja auch sonst niemand.“

„Ich fand es auch klasse, es war halt ein bisschen Afrika in Leonberg, anstatt des Landrovers. Vielleicht kaufe ich mir später mal einen, dann male ich ihn auch so an.“

„Klasse, da helfe ich dir“, sagte Uschi sofort und strahlte mich an.

„Ja, das machen wir. Wir können ja solange schon mal mit dem R4 anfangen. Er ist weiß wie blankes Papier. Hast du eine Idee?“, fragte ich Uschi und erschrak über diese Idee.

„Blümchen natürlich, was denn sonst?“, wusste Uschi sofort und legte lächelnd den Kopf zur Seite.

„So wie dein Fahrrad? Ich überlege mir das mal, vielleicht machen wir es wirklich.“ Blümchen auf dem Auto, das war eigentlich nicht so mein Stil zu der Zeit, aber ich freute mich darüber, dass Uschi so spontane Ideen hatte und mein Auto bemalen wollte, und es war mir egal, womit sie es bemalen würde. Flower-Power war zwar etwas aus der Mode gekommen, aber die Zeit der Friedensbewegung war auf dem Höhepunkt, und Blümchen konnten nicht verkehrt sein, da war ich sicher.

„Ich glaube, ich muss jetzt gehen“, sagte Uschi, „es war nett, dich zu treffen. Hoffentlich läuft dein Auto, bis du zu Hause bist.“

„Ja, ich fahre auch nach Hause, ich muss auch noch was für die Schule machen. Wir sehen uns morgen …“ Das war ja schon fast so etwas wie eine Verabredung, die ich da kühn ausgesprochen hatte. Ich war glücklich über diese Unterhaltung mit

Uschi, und ich war froh, dass mir die Idee mit der Panne in den Sinn gekommen war. Wenn es darum ging, Mädchen anzusprechen, war ich nie sonderlich mutig oder forsch gewesen, aber immer dann, wenn ein Mädchen mir wirklich wichtig war, dann ist mir auch etwas eingefallen, so auch diesmal mit Uschi.

„Also, Stefan, dann tschüss, bis morgen", rief Uschi, drehte sich um und winkte mir, während sie losfuhr.

„Ja, Uschi, bis morgen, ich freue mich auf dich." Wow, noch so eine spontane Sympathiebekundung, ich lief zu Bestform auf, wahrscheinlich schwappte das Adrenalin nur so durch meine Adern und ich war nicht mehr Herr meiner Worte.

Ich schloss die Motorhaube, setzte mich hinters Lenkrad und musste erst mal nachdenken. Was für ein klasse Mädchen! Und wir hatten uns wunderbar unterhalten und würden es morgen vielleicht wieder tun. Ich war ganz sicher, dass diese Begegnung den Rest meines Lebens beeinflussen würde und nicht belanglos in der Vergessenheit verschwinden würde.

Als ich den Zündschlüssel umdrehte, sprang der Motor nicht an. So ein Mist, dachte ich, das ist die Strafe für diese kleine gespielte Notlüge. Erneut entriegelte ich die Motorhaube, stieg aus, ging nach vorn und klappte die Haube nach vorn weg. Ich sah sofort, was los war. Als ich die Werkzeugkiste aus dem Motorraum gehoben hatte, riss ich versehentlich das Zündkabel aus dem Verteilerkopf. Ich steckte das schwarze Kabel wieder ein, schloss die Haube und stieg in den R4. Auf das Drehen des Zündschlüssels sprang der kleine Motor sofort an. Ich drehte den Schalthebel nach links und zog ihn zu mir, um den ersten Gang einzulegen. Dann fuhr ich glücklich nach Hause. Ich war zufrieden, das war ein guter Nachmittag gewesen.

Warum auf ein Schiff gehen, wenn ein Sturm tobt?
Why go on a ship when a storm rages?
Pourquoi aller en bateau, si une tempête se déchaîne ?
Firwat mam Schéff fueren, wann et stiermt?

Inhaltsverzeichnis – Contents – Contenu – Inhalt

Wer neu anfangen will, soll es sofort tun, denn eine überwundene Schwierigkeit vermeidet hundet neue. (Aus Japan)

If you want to start over, you should do it immediately, because a difficulty overcome avoids a hundred new ones.

Si vous voulez recommencer, vous devriez le faire immédiatement, car une difficulté surmontée en évite de nouvelles.

Wie wëllt vu vir ufänken, soll dat direkt maachen, well wann een eng Schwieregkeet iwwerwonnen huet, entgeet een honnert aneren.

Einleitung

„Du solltest ein Buch schreiben über deine Kurse oder einen YouTube-Film drehen, damit wir die Übungen alleine machen können", sagten bereits mehrere Teilnehmer zu mir, besonders weil ich bereits mehrere Bücher im Frieling-Verlag zu anderen Themen veröffentlicht habe: „How to get a Doctorate", „Pourquoi les luxembourgeois sont-ils heureux?", „Reise Reise", „Anthologie – Autoren im Dialog – Die großen Themen unserer Zeit". „Wir können uns die Übungen einfach nicht merken!"

Dieses Buch ist eine mehrsprachige Zusammenstellung von Yoga-, Pilates-, Stretching- und Aerobic-Übungen, einem Fitness-Konzept, das ich seit vielen Jahren unterrichte: bei „Sports pour Tous", Ville de Luxembourg, und mehreren anderen Gemeinden wie Differdange/Oberkorn, Sanem/Ehlerange, Roeser … – untermalt von lustigen Sport-Geschichten, Anekdoten der Teilnehmer/-innen.

Es gibt so viele Möglichkeiten, fit zu bleiben / zu werden / zu sein. Dieses kleine Büchlein zeigt ein paar Möglichkeiten auf, was Sie machen können, wenn Sie wollen.

Nun, hier ist dieses Buch, mehrsprachig, so wie das in Luxemburg üblich ist: Deutsch (D), Englisch (E), Französisch (F) und natürlich Luxemburgisch (L). Ich hoffe, Ihr benutzt es auch. Oder am besten Ihr kommt weiterhin zu unseren Kursen, das ist die bewährteste Methode. Also, zum Buch: Es ist eine Ansammlung von Ideen; Ideen, die jeder variieren kann und soll, die beliebig kombinierbar sind, mit dem Charakter, dass die Übungen einfach sind, einfach und erprobt, mit dem erwünschten Ziel Fitness, wobei der Spaßfaktor nicht fehlen darf. Dieses bunte Sammelsurium hat nicht den Anspruch, vollständig zu sein, im Gegenteil. Der Übende darf gerne Übungen weglassen oder dazumachen, alte verwerfen, neue erfinden. Selbstverständlich ist die Teilnahme in einem Gruppenkurs lustiger und hat auch den sozialen Charakter. Wir nehmen auch zusammen an Großveranstaltungen teil, wie „Relais pour la Vie", „Nuit du sport", „City Jogging", „Schulsporttag", „Marathon", verschiedene Radrennen wie die „Elsy Jacobs" und „Charly Gaul", Wanderungen des IVV, und viele mehr. Es gibt so viele Möglichkeiten, um fit zu bleiben / zu werden / zu sein.

Viel Spaß dabei!

Eure/Ihre

Ursula/Uschi

Introduction

"You should write a book about your courses, or make a YouTube video so that we can do the exercises alone", pleaded several of the participants, especially because I had already published several books with Frieling Verlag on other topics such as 'How to get a Doctorate', 'Pourquoi les luxembourgeois sont-ils heureux?', 'Reise Reise', 'Anthologie - Autoren im Dialog - Die großen Themen unserer Zeit'. They added: "We just cannot remember the exercises!"

This book is a multilingual compilation of Yoga-Pilates-Stretching-Aerobics exercises, a fitness concept that I have been teaching for many years as part of the "Sports pour Tous" program for the City of Luxembourg and for several other municipalities like Differdange/Oberkorn, Sanem/Ehlerange and Roeser. They are accompanied by funny sports stories written by the participants. There are so many approaches to keeping fit. This little booklet shows a few of the ways you can do so.

So, here is the book and as usual in Luxembourg, it's multilingual: German (D as in Deutsch), English (E), French (F) and of course Luxembourgish (L). Hopefully you will use it or, even better, you will read it and continue to be active in our classes, that's the surest way. Now, this book is a compilation of exercise ideas and you are invited to modify them and to combine them, because exercises are meant to be simple and lived. Keep one objective in mind: staying in good shape while having fun. This colourful hotchpotch does not pretend to be complete, far from it, and participants are invited to omit or to add exercises at their leisure, to forget old exercises and to invent new ones. Still, we should remember that, because of its social aspect, participating in a group class is much more fun. And so we also like to participate in collective events such as 'Relais pour la Vie', 'Nuit du sport', City Jogging, 'Schulsporttag' and the Marathon, not to mention the various running or cycling events like 'Elsy Jacobs' and 'Charly Gaul', as well as the IVV hikes and so many more. There are so many ways to stay in shape.

Good luck and have lots of fun with it!

Sincerely yours

Ursula/Uschi

Introduction

« Tu devrais écrire un livre sur tes cours ou tourner un film sur YouTube pour que nous puissions faire les exercices seuls » me disent les participants, surtout parce que j'ai déjà publié plusieurs livres dans Frieling Verlag sur d'autres sujets : How to get a Doctorate', ‚Pourquoi les luxembourgeois sont-ils heureux?', ‚Reise Reise', ‚Anthologie - Autoren im Dialog - Die großen Themen unserer Zeit'."Nous ne pouvons tout simplement pas nous souvenir des exercices!"

Ce livre est une compilation multilingue d'exercices d'aérobic, un concept de remise en forme, que j'enseigne depuis de nombreuses années : avec Sports pour Tous, Ville de Luxembourg et d'autres communes comme Differdange/Oberkorn, Sanem/Ehlerange, Roeser etc., encadrée par des histoires sportives marrantes écrites par les participant(e)s.

Il y a tellement de façons de rester en forme. Ce petit livre montre quelques façons de faire ce que vous pouvez faire si vous voulez.

Voici ce livre, multilingue, comme d'habitude au Luxembourg : Allemand (D pour Deutsch), Anglais (E pour English), Français (F) et bien entendu Luxembourgeois (L). En espérant que vous l'utiliserez. Ou, le mieux serait de continuer à participer à nos cours, c'est la méthode la plus sûre. Alors, ce livre est une compilation d'idées, que vous êtes invités à modifier, qui sont à combiner, au caractère simple, et expérimenté, ayant comme objectif : rester en forme tout en s'amusant. Ce kaléidoscope coloré n'a pas l'intention d'être complet, au contraire. Le participant est invité à omettre des exercices ou à en rajouter, à son aise, à laisser de côté d'anciens exercices et à en inventer de nouveaux. Naturellement, la participation à un cours de groupe est plus amusant, ayant un caractère social. Ainsi nous participons à des événements collectifs tels 'Relais pour la Vie', 'Nuit du sport', 'City Jogging', 'Schulsporttag', 'Marathon', diverses courses pédestres ou cyclistes telles Elsy Jacobs' et 'Charly Gaul', les marches IVV, et bien d'autres. Il y a maintes possibilités de rester en forme.

Bon amusement

Cordialement

Ursula/Uschi

Aleedung

„Du solls ee Buch schreiwen iwwer deng Coursen, oder ee YouTube Film dréien, fir datt mir d'Exercicen eleng maache kënnen" soten ee puer Participanten zu mir, besonnesch well ech schonns e puer Bicher am Frieling Verlag zu aneren Theme publizéiert hunn: ‚How to get a Doctorate', ‚Pourquoi les luxembourgeois sont-ils heureux?', ‚Reise Reise', ‚Anthologie - Autoren im Dialog - Die großen Themen unserer Zeit'. „Mir kënnen eis d'Exercicen einfach net mierken!"

Dëst Buch ass eng méisproocheg Compilatioun vu Yoga Pilates Stretching Aerobikübungen, e Fitness-Konzept, dat ech zënter vill Joren léieren: - am Sport pour Tous vun der Gemeng Lëtzebuerg an a villen anere Gemengen wéi Déifferdeng / Uewerkuer, Suessem / Éilereng, Réiser..., -ënnermoolt vu lëschtege Sportgeschichte vun de Participanten.

Et gëtt esou vill Méiglechkeete fir fit ze bleiwen/ginn/sinn. Dëst klengt Buch weist e puer Méiglechkeeten op, wat Dir maache kënnt, wann Dir wëllt.

Hei ass dëst Buch, méisproocheg, esou wéi dat a Lëtzebuerg üblech ass: Däitsch (D), Englesch (E), Franséisch (F) an natierlech Lëtzebuergesch (L). Ech hoffen, Dir benotzt et och. Oder, Dir kommt am Beschte weider an eis Coursen, dat ass déi bescht Methode. Also, iwwert d'Buch: et ass eng Sammlung vun Iddien; Iddien, déi jiddereen änneren kann a soll, déi ee belibeg kombinéiere kann. D'Exercicen sinn einfach, mat dem Zill: beim Fitness däerf de Spaassfaktor net feelen. Dëse Sammelsurium huet net den Usproch vollstänneg ze sinn, au contraire. De Sportif däerf gären Exercicen ewechloossen oder bäiflécken an neier erfannen. Selbstverständlech ass d'Participatioun an engem Gruppecours méi lëschteg an huet och e soziale Charakter. Mir huelen och zesummen u groussen Organisatiounen deel, wéi ‚Relais pour la Vie', ‚Nuit du sport', ‚City Jogging', ‚Schulsporttag', ‚Marathon', verschidde Vëloscoursse wéi ‚Elsy Jacobs' a ‚Charly Gaul', Wanderunge vum IVV an nach vill méi. Et gëtt esou vill Méiglechkeeten fir fit ze bleiwen/ginn/sinn.

Vill Spaass dobäi!

Cordialement

Ursula/Uschi

Um zu überholen, musst du die Spur wechseln.
To overtake, you have to change lanes.
Pour dépasser, il faut changer de voie.
Fir ze iwwerhuelen, muss du d'Bunn wiesselen.

Sport Short Stories – a collection

Hauptsache du hast Spaß daran!
The main thing is to have fun!
L'essentiel c'est de s'amuser.
Wat zielt ass Spaass ze hunn!

SPORT SHORT STORY

by Ursula's Mother: Ursulas Mutter erinnert sich

Ursula konnte mit zehn Monaten laufen!

Das war überraschend. Plötzlich ist sie hingestanden und ist losgelaufen. Das war überraschend, weil mit zehn Monaten laufen die Kinder eigentlich noch nicht.

Wir hatten einen Kindersportwagen gekauft, damit sie hineinsitzen konnte, wenn wir spazieren gingen oder einkaufen gingen, aber sie ist nicht hineingesessen, sie ist nur gestanden. Und sie ist rausgefallen. Ich musste sie mit einem Kinderlaufgurt anschnallen, damit sie nicht rausfiel. Und die vielen Kommentare der anderen Mütter, die das alles nicht verstehen konnten, aber es war so.

Bei uns im Wald ist ein Naturfreundehaus, es ist nicht weit, etwa eine Stunde zu gehen zu Fuß, da war ein kleiner Weiher, der hat sie so angezogen, da ist sie einfach so hineingefallen. Sie war neugierig, hat sich vorgebeugt und war im Wasser gelegen. Da hat sie keiner hineingeschupst, dann war sie nass. Aber es war ja Sommer, es war nicht weit nach Hause. Da war sie circa zwei Jahre alt.

Wir waren einmal in Ludwigsburg, im Schloss, vorne ist so ein kleiner See mit großen Gänsen. Und wir sind dort gestanden und sie ist auch vorne gestanden. Sie war etwa zwei Jahre alt. Sie hatte eine grüne Cordhose an. Da kam so eine große Gans auf sie zu und hat sie an der Hose gepackt und geschüttelt. Da ist sie schön erschrocken, und wir auch. Wir haben die Gans fortgejagt. Die mochte wohl die grüne Cordhose nicht, die dachte wohl, das war was zu essen.

Als ich beim Bügeln war, habe ich das Bügeleisen am Bügelbrett abgestellt, weil ich ein neues Kleidungsstück zum Bügeln geholt habe, und Ursula ist um das Bügelbrett herumgerannt, das heiße Bügeleisen ist auf sie heruntergefallen und hat sie am linken Bein getroffen und verbrannt. Diese braune Stelle sieht man noch heute.

Wie die Mutter, so die Tochter: Nach dem Krieg kamen die Tschechen zu uns (wir waren im Erzgebirge) und haben das Haus durchsucht nach Relikten von Hitler. Das war 1945, ich bin 1938 geboren, ich war sieben Jahre alt. Ich hatte eine hellblaue Hochglanz-Postkarte von Adolf Hitler, die hat mir gut gefallen, wegen der Farben, die wollte ich nicht vernichten, die habe ich im Sofa versteckt: in der Ritze zwischen Lehne und Sitz. Da kamen die Tschechen, die haben alles durchsucht, auch die Ritze im Sofa, und natürlich haben sie die Postkarte gefunden. Als ich das sah, bin ich auf diesen Tschechen losgerannt und hab ihn in die Hand gebissen. Ja. Und dann war das Geschrei groß. Der Hauptmann kam dazu, sie haben ihren Hauptmann dazugerufen und ihm das erzählt. Ein Glück für mich, dass dieser Hauptmann meine Eltern aus Prag her kannte, v. a. meine Mutter. Als er gehört hatte, was passiert war, nahm er mich auf den Arm und sagte: „Bist du schéines Kind, aber wildes!" Wenn der nicht gewesen wäre, hätten uns die anderen alle erschossen. Damals wurden wir dann von der Heimat vertrieben. Wir durften mitnehmen, was wir tragen konnten. Ich habe meine Katze getragen. Anstelle dass ich eine Puppe oder einen Teddy getragen habe, habe ich die Katze getragen, und die war dann auch weg. So war das.

Ursula hatte als Lieblingsspielzeug, einen ferngesteuerten roten Rennwagen, mit dem sie fuhr, während andere kleine Mädchen mit Puppen spielten.

Ursula ist in Rutesheim in die Grundschule gegangen, vier Jahre lang. Dort hat sie auch schwimmen gelernt, in dem kleinen Schwimmbad unten, unter der Turnhalle. In der Turnhalle war sie immer turnen, beim SKV Rutesheim. Als kleines Kind war sie schon sehr sportlich. Mit Elke waren die beiden die Sportskanonen damals vom SKV Rutesheim. An Weihnachten haben sie in der großen Turnhalle eine Sportvorführung gemacht. Es waren auch immer Wettkämpfe im Turnen und in der Leichtathletik. Es waren Waldläufe, fünf Kilometer und zehn Kilometer, bei denen sie immer auf die Plätze 1, 2 oder 3 lief. Die Urkunden hat sie noch. Die Kinder sollten auch den Maibaum hochklettern, bei diesen Sport-Veranstaltungen, aber das konnte sie nicht. Dafür lief sie sehr schnell. Sie war klein, dünn und sehr schnell.

Nach der Schule und nach den Hausaufgaben ist sie immer mit Freundinnen Rollschuh gelaufen, und im Winter im Wald auf dem zugefrorenen Waldsee Schlittschuh. Einmal ist sie wie immer mit ihren Freundinnen den Sonnenrain (wir wohnten in Rutesheim Am Heuweg) mit den Rollschuhen runtergefahren und ist über einen kleinen Stein gestolpert und gestürzt und hat sich das Kinn auf dem Asphalt ganz blutig aufgerissen. Mein Mann (ihr Vater) hat sie dann ins Krankenhaus gefahren, um das Kinn nähen zu lassen.

Den Tag vor unserer vierwöchigen Reise auf die Insel Elba (Italien) ist sie mit den Rollschuhen über die zwei Stufen vor unserem Haus Am Heuweg gestolpert und auf die Mauer gerast, wo sie sich beide Beine von oben bis unten blutig aufschürfte und den linken Arm anbrach. Wir mussten ins Krankenhaus und sie bekam einen

Gips, was natürlich für den anstehenden vierwöchigen Urlaub im sommerlichen Italien nicht praktisch war. Im Meer baden war sie trotzdem. Da es unter dem Gips so juckte, kratzte sie sich mit einer Stricknadel.

Am Heuweg haben Ursula und ihre Freunde, Rainer und Anik, Annegret und andere Freunde im Hof immer Fußball gespielt. Gegenüber vom Haus, auf der anderen Straßenseite, war ein Spielplatz, auf dem sie schaukelten oder im Sandkasten Sandburgen bauten oder liefen oder Fußball spielten.

Wenn sie nicht Fußball spielten, dann hüpften die Mädchen Seil.

Als Ursula dann ins Johannes-Kepler-Gymnasium (JKG) nach Leonberg kam, hat sie den Turnverein gewechselt und ist zur TUS Leonberg gewechselt, vor allem auf Anraten ihrer Freundinnen Katrin und Caro. Da gab es dann richtig viele Turnwettkämpfe. Mein Mann hat sie immer mit dem Auto gefahren, oder sie ist mit dem Fahrrad hingefahren.

In der Schule hatten sie auch Schulturnen. Sie hatten dieses in verschiedenen Sporthallen und Sportstätten und auch im Leonberger Schwimmbad.

Nach dem Abitur hat Ursula unbedingt Sport in Tübingen studieren wollen. Kaum hatte sie angefangen, Sport in Tübingen zu studieren, wurde sie vom Renninger Schwimm-Club gefragt, ob sie freitagabends die Schwimmkurse für Zehn- bis Zwölfjährige im Leonberger Hallenbad leiten könnte, und auch eine Stunde Gymnastik für zehn- bis zwölfjährige Kinder.

Zu viert (mein Mann, ihre Schwester, Ursula und ich) waren wir immer viel mit dem Fahrrad unterwegs, meistens am Wochenende, samstags und sonntags. Wir haben schöne Radausflüge gemacht, von Leonberg-Silberberg nach Renningen und Malmsheim, durch den Wald, bis hinter zu dem Dreispitz, bei Malmsheim-Perouse.

Zu viert waren wir auch oft am Wochenende im Schwarzwald wandern, zur Grünhütte oder im Rollwassertal, und haben dort zum Mittagessen auf öffentlichen Grillstellen gegrillt, Würstchen auf Stecken aufgespießt und über dem offenen Feuer gegrillt, nachdem wir weit gewandert waren. Die Natur im Schwarzwald war sehr schön. Später sind wir und auch Ursula gerne in Südtirol wandern gewesen, wandern und auch Ski fahren. Ski fahren in den Alpen im Allgemeinen, in der Schweiz, in Österreich, in Italien, ganz besonders schön ist das Trentino/Alto Adige, Sella Ronda, Val Gardena, Val Pusteria usw. …

Zum Abitur ist Ursula mit Freunden mit dem Fahrrad von Lyon nach Cap d'Agde das Rhonetal entlanggefahren. Sie sind mit dem Zug von Stuttgart nach Lyon gefahren und von dort aus weiter mit dem Fahrrad und den Radtaschen, in denen sie alle ihre Sachen hatten, bis ans Mittelmeer. Das war 1982 oder 1983, für damals war das eine Sensation. Ich glaube, sie haben auf Campingplätzen oder frei übernachtet. An Hotels konnte keiner denken, die waren zu teuer.

Weil ihr das so gut gefallen hat, das Radfahren und Reisen, hat sie in den folgenden Jahren noch mehrere solche Reisen gemacht, z. B. durch Griechenland, ich glaube das war 1983 oder 1984, und auf den griechischen Inseln. Mit dem Zug ist sie nach Bari gefahren und von dort mit dem Schiff nach Korfu übergesetzt, von wo aus sie alles mit dem Fahrrad gefahren ist: ganz Korfu, und dann mit dem Schiff ans Festland nach Igoumenitsa, und von Igoumenitsa aus hat sie das ganze griechische Festland mit dem Fahrrad durchquert über Ionnina, dort hat sie die Metéora-Klöster besichtigt, dann weiter über Trikala, nach Larisa, und weiter bis an die Ägäis nach Volos. Von Volos aus mit dem Schiff auf die Insel Skiathos.

Das Jahr danach hat sie nochmals Griechenland per Fahrrad besichtigt. Dieses Mal fuhr sie mit dem Zug nach Athen und per Fahrrad und mit dem Schiff setzte sie über auf die Insel Santorin. Sie besuchte ganz Santorin per Fahrrad, und dann Naxos und Mykonos. Auf Santorin wurde aus ihrem Fahrrad die Luft herausgelassen und der Schlauch geklaut. Sie übernachtete auf Campingplätzen oder auch im Freien, es war für die Zeit Ende der 1980er-Jahre sehr abenteuerlich. Es gab keine mobilen Telefone und sie rief auch nie an. Während der Vierwochenreise meldete sie sich nie. Sie hatte sich von uns verabschiedet mit den Worten: „No news, good news." Und weg war sie zu ihrer Radtour durch Griechenland. Sie war immer anders als andere Mädchen.

Viele Jahre später ging sie gerne auf Mallorca Rad fahren, bei Max Hürzeler. Das war dann ein anderer Stil Radfahren: Viersternehotel und geführte Radtouren, mit Radlehrer und in der Gruppe. Da war sie dann schon im Beruf.

Das Radfahren hat sie nie aufgegeben, da sie jeden Tag mit dem Rad zur Arbeit fährt.

SPORT SHORT STORY

by S. M.

Eins, zwei, drei …

Comment imaginer que : Dr Ursula Schinzel - Responsible Leadership and Corporate Social Responsibility in Luxembourg, nous reçoive en musique ☺ pour dérouiller nos muscles avec son allure de star ado, sourire à la Julia Roberts,

Mix de langues Luxembourgeois, Deutsch, English, Français…....

Toujours un mot gentil, une blague, un éclat de rire.

C'est notre Ursula.

SPORT SHORT STORY

by Viviane: Dem Ursula säi Cours Fitness-Ski

Hallo, ech sinn d'Viviane, ech wunnen zu Perl (D) a kommen all Méindeg um 20 Auer op de Stadion op der Areler Strooss bei d'Ursula an de „Fitness-Ski"! Ech si schonn eng gefillten Éiwegkeet an dësem Cours um Méindegowend. Ufanks der 90er Joren hunn ech bei „Sports pour tous" ugefaang. Deemools hunn ech dënschdes owes beim Mich a Romain zu Hollerech geturnt. Dat huet vill Spaass gemaach sou datt ech, no Kannerpaus, no e puer Joer net gezéckt hu fir nees bei „Sports pour Tous" um Stadion matzemaachen. No verschidden Traineren huet d'Ursula virun e puer Joer definitiv d'Leedung vun dësem Cours iwwerholl. Mëttlerweil si mir e flotte Grupp mat engem „feste Kär" vu Leit déi sech all Méindeg erëmgesinn. Well mir zu e puer de Prinzip agefouert hunn datt mir eis musse bei deenen aneren ofmellen an entschëllegen, feele mir just wann et net anescht geet. „Ech hunn haut keng Loscht" dat zielt net als Excuse!

Och wann ech zënter 2 Joer e gutt Stéck méi wäit ze fueren hu wéi virdrun, beschwéieren ech mech seele fir turnen ze goen. Dat läit u verschidden Ursaachen: sech net wëllen ofmellen; déi aner Turnfrëndinnen aus dem Vestiaire eemol d'Woch gär erëmgesinn; eppes fir seng Gesondheet an als Virbereedung op d'Schivakanz wëlle maachen; der Tatsaach datt ee sech net muss all Woch an engem neien, der Moud ugepassten Outfit presentéieren an awer och, zu gudder Lescht, un eiser sympathescher „Turnjoffer", dem Ursula. Hatt turnt déi ganz Stonn alles mat, weist eis wéi mir et richteg solle maachen fir datt mir deen aneren Dag, mat entspriechendem Muskelkater, och nach un hatt denken…

D'Ursula huet nach e grousse Plus: Hatt ass ëmmer gutt drop, a wann dat mol net sollt de Fall sinn, da weist hatt et net. „Immer ein strahlendes Lächeln" sou kenne mir d'Ursula wat eigentlech ni feelt. A sengem Cours turnt jiddereen zimlech ëmmer op där selwechter Plaz am Sall, sou datt hatt vill vu senge Scheewercher kennt a souguer hire Numm weess! Punkt 20 Auer geet d'Musek lass, da gëtt 20 Minutte „Warm up" gemaach, duerno gutt 15 Minutte „Konditioun" wou ee sou richteg an d'Schweesse kënnt, da gi mir nach 15 Minutten op de Buedem eis Bauch- a Réckemuskelen trainéieren, ier mir dann déi lescht 10 Minutte beim „Retour au calme" nach e gudde „Stretching" bei passender Musek maachen. Duerno si mir k.o. a géifen eis gär gutt erfrëschen. Leider bidden d'Duschen am Vestiaire um Stadion net deen allergréisste Confort: mol si se äiskal oder gliddegwaarm, mol kënnt een décke Stral mol ee klenge Reenchen. Déi ganz Installatioun bräicht eng dringend Renovatioun, mee sou kuerz virun hirer „Demolitioun" geschitt do näischt méi. Mee dat alles hält eis net zréck fir eis, nom Turnen, am Vestiaire Rendez-vous ze ginn an déi lescht Neiegkeeten iwwer Gesondheet, Kachen, Baken, Gaart a Famill z'erzielen…

Fazit: et ass ëmmer nees derwäert fir bei d'Ursula an de „Fitness-Ski" ze goen!

„ Ad multos annos"

SPORT SHORT STORY

by Sylvie

Turnstunde.

Heute hab ich einen Prospekt in meinem Briefkasten gefunden.

Was ist das? Ich schaue mal rein und bin sofort begeistert, Turnen – und das morgens, das ist was für mich.

Es ist September und nach den Ferien bin ich natürlich sehr motiviert.

Sofort angemeldet und schon geht es los.

Da komme ich an und wen treffe ich da? Meine Freundinnen, Isabel Annabella und Antonella.

Das wird ein Spaß! Unsere Turnlehrerin Ursula ist sehr gut in Form und hält uns auf Trab, hopp, hopp hopp und einmal nach links und einmal nach rechts und, und, und …

Ach, ich komme ins Schwitzen, Schweißperlen kullern mir von der Stirn in den Hals … Uiiiihhhhh!

Ursula ist nicht mehr zu stoppen, ich kann nicht mehr … ich liege am Boden und bin kaputt.

Das war's dann, eine gute Stunde und ich hab es geschafft.

So hab ich mir Turnen vorgestellt. Die nächsten Turner sind schon bereit für die nächste Stunde.

Da kommt natürlich meine gute Schwägerin Laurence, jetzt kann sie mal ein bisschen schwitzen und ich freue mich auf die nächste Woche.

Zitat: *„Ich habe ein einfaches Rezept, um fit zu bleiben, ich laufe jeden Tag Amok."* (Hildegard Knef)

SPORT SHORT STORY

by P. S.: "Sport pour tous: trente ans de vie ensemble"

Parmi les activités sportives que nous pouvons pratiquer au Grand-Duché de Luxembourg, une en particulier se distingue : le programme "Sport pour tous" de la Ville de Luxembourg.

En tant que fonctionnaire à la Cour de justice de l'Union européenne, j'ai bénéficié de l'accès au "Centre de Santé", où il y a une salle spacieuse avec miroirs muraux. Dans cette salle j'ai suivi de nombreux cours d'aérobic.

Lorsque j'avais un peu de temps libre, j'ai fréquenté aussi les cours de "Sport pour tous", organisés par la Ville de Luxembourg, situés dans différents quartiers de la ville.

Cela m'a permis non seulement de faire du sport et de "bouger" (ce qui est très important pour ceux - c'est mon cas - qui font des travaux sédentaires), mais aussi de connaître un grand nombre de personnes et une typologie humaine très variée, autre que celle connue en travaillant à la Cour.

C'était intéressant (et même amusant) de connaître, pendant les séances de sport, des fonctionnaires de banque ou de sociétés financières, désireux d'avoir un "physique exceptionnel", ou des commerçants à la perpétuelle recherche de financements bancaires ou d'investissements réussis, mais qui - en même temps - avaient besoin d'un moment de "défoulement" et de "détente", ou bien de splendides pensionnés toujours tirés à quatre épingles et "bien conservés", dans une parfaite forme, physique et mentale.

Dans ces circonstances, après avoir suivi pendant longtemps des cours de gym au "Stade Josy Barthel" ou dans le Centre "Domaine de Kiem", je me suis inscrit à deux cours d'aérobic par semaine dans le quartier de Merl.

Dans le cadre des activités organisées par le programme "Sport pour tous", qui comprenaient par exemple, des cours de "Gym entretien", "Aqua Gym", "Gym abdominaux", "Dos", "Stretching", "Body Shape" et "Fitness Gym", j'ai connu des moniteurs de gym experts et énergiques, comme, par exemple, Romain, Michel et Ursula.

En particulier, je me rappelle très bien d'Ursula, une sportive allemande désormais luxembourgeoise d'adoption, laquelle a une queue de cheval dorée et qui, pendant la séance de gym, "bouge" tout le temps.

Encore aujourd'hui, avec ses cris et incitations, elle nous pousse à nous engager dans les exercices proposés, toujours accompagnés par des "hits" modernes, très connus.

Après les cours, Ursula nous a souvent invités - surtout en été - à des sympathiques rencontres conviviales "out-door".

Par exemple, une fois, elle nous a "convoqués" au Bambusch - le beau col qui se lève auprès de Rollingergrund.

Les meetings étaient à la fois sportifs et avec un "background" gastronomique, accompagnés de saucissons Mettwurst ou Thuringer, et - bien sûr - baignés dans la bière luxembourgeoise.

SPORT SHORT STORY

by M. C.

Ich will was sagen zum Thema Sport, und noch dazu was Lustiges!

Lustig … finden Sie Sport lustig? … und noch dazu Gymnastik! So was Altbackenes!

Nein, überhaupt nicht, Sie kennen unseren Coach nicht.

Mit rhythmischer Musik werden Bewegung und Koordination trainiert.

Hie und da eine witzige Bemerkung lockert die Atmosphäre.

Ich für meinen Teil freue mich immer wieder auf den Dienstagmorgen und werde dabei sein, bis … es nicht mehr geht – und das wird noch lange sein … So hoffe ich!!!

SPORT SHORT STORY

by R. S.

Mäin éischten Yogacours, Halbmond, Baum, Sonnengruss, Hund, Kobra, Skorpion, dat klappt jo scho ganz gutt. Awer dann de Kranich!!! Keng Chance, dee kréien ech einfach net hin: all Versuch lant um Buedem an dann ass d'Laachen natierlech grouss. An dat ass richteg flott un deem Cours datt souvill gelaacht a gegeckst gëtt. Merci Ursula fir déi flott Coursen.

SPORT SHORT STORY

by C.

„Und immer schön lächeln!"
"Toujours sourire"
"Always smile"
"An ëmmer schéi laachen"

SPORT SHORT STORY
by R. T.

A corrida é um prazer. Mas também é um desafio. Aos sábados de manhã, depois de uma semana esgotante de labuta citadina, é sempre agradável ir correr para a floresta de Bambesch. Faça chuva, faça sol ou até faça neve!

Por vezes, custa sair da cama para ir correr, principalmente quando o tempo está mau ou quando faz muito frio. Começa aí o desafio! Mas com alguma determinação, lá me levanto da cama, equipo-me e lá vou eu para a floresta.

Lá, juntamo-nos a outros entusiastas e aos monitores do "Sport pour Tous", que nos guiam pelos trilhos da floresta durante uma hora de corrida. Fazemos um aquecimento e lá partimos.

A floresta é um local encantador. Enquanto estamos embrenhados na vegetação, esquecemo-nos de que estamos na cidade, pois os únicos vestígios de civilização são os próprios trilhos, a lenha da limpeza da floresta e a ocasional construção de um circuito de manutenção. Ao longo do ano, podemos ver as transformações que ocorrem em cada estação, cada uma marcando vincadamente aquilo que a caracteriza.

Cada membro do grupo corre para si. Apesar de estarmos a correr em conjunto, a corrida é um desafio pessoal. Alguns aproveitam para conviver e conversam durante grande parte do tempo. Eu gosto de correr em silêncio. Aproveito para apreciar a natureza e para me concentrar no meu desafio pessoal. Concentro-me na gestão do esforço enquanto aprecio as mudanças de vegetação, a topografia do terreno e as particularidades das estações.

A gestão do esforço é um desafio físico e mental. Acima de tudo mental! Se a mente mandar, o corpo obedece, apesar de um ou outro protesto. O primeiro aspeto a ter em conta é a respiração. Sem uma boa oxigenação, os alarmes começam a soar por todo o lado. Com um bom ritmo e uma boa passada, as queixas do corpo serão menores. Talvez um músculo aqui ou ali se queixe mais numa subida, mas logo recupera, o que torna a gestão mental mais fácil. E é na mente que a luta é maior. Por vezes, o esforço é intenso e eu tento procurar distrair-me da dor física, do cansaço ou do desgaste através de pequenos jogos mentais. Por exemplo, olho para o que falta de uma subida e começo a definir pequenos objetivos: "ok, só tenho de aguentar até ao fim da subida e depois já posso descansar"; "vou manter o ritmo até àquele entroncamento; se calhar até vamos virar lá e não vamos fazer a subida até ao fim"; "já falta pouco; depois nivela e já não custa". Claro que assim que esse objetivo é atingido arranjo logo outro. Por exemplo: "já acabou a subida, agora tenho de regularizar a respiração até àquela curva"; "já chegámos a este entroncamento, agora só falta aguentar até ao próximo"; e por aí adiante. Às vezes, observo a vegetação, tomo nota mental dos percursos, interrogo-me se não haverá vida animal na floresta (nunca vi um mamífero, nem sequer uma avezita para amostra, mas ao menos pássaros já ouvi), tento abstrair-me com os ruídos e aromas que nos envolvem... Contudo, o meu recurso mental mais frequente é mesmo ocupar a mente com algo que não tem nada a ver com a corrida. Acima de tudo, ponho-me a pensar em assuntos diversos. Penso nos meus hobbies, no meu trabalho, em política, em economia, em relações internacionais, em culturas, línguas ou coisas da minha vida do dia a dia. Enfim, qualquer coisa serve para ultrapassar o esforço físico e aguentar para além do que o corpo me possa estar a dizer. No fundo, sempre pensei que a superação física é, sobretudo, uma questão de superação mental. Há alguns anos, li um livro fantástico de Haruki Murakami ("Auto-Retrato do Escritor Enquanto Corredor de Fundo") que, de certa forma, me fez perceber que não sou o único a pensar assim.

Como consequência da minha luta constante, acabo por ter reservas de energia que não esperava ter e encaro cada corrida como se se tratasse de um campeonato de atletismo. Lembro-me de ver em criança os atletas fazerem o sprint final, gastarem todas as réstias de energia que lhes sobravam no final de um esforço hercúleo para ultrapassar um concorrente ou tentar bater um recorde. Eu não fujo à regra e, no final da minha hora de corrida, assim que me apercebo que estou perto do fim, talvez a uns 100 ou 200 metros, lá arranco no meu sprint final, a dar tudo por tudo, por vezes quase em apneia, até cortar a minha meta imaginária, o ponto que defini como a minha linha de chegada.

Depois, normalmente, seguem-se uns alongamentos e estiramentos, novamente em grupo, para relaxar os músculos queixosos e abrandar o ritmo cardíaco. E estou pronto para outra! Apesar de ser um desafio, a corrida também é um prazer.

SPORT SHORT STORY

by V.

„Nicht so viel reden!“
« Ne pas parler autant! »
"Don't talk so much!"
"Net esou vill schwätzen!"

SPORT SHORT STORY
by A. B.

Seit ich regelmäßig Ursulas Yogakurs besuche, hat sich viel in meinem Leben zum Besseren gewendet. Zum einen bin ich meine Rückenschmerzen von meinem Bürojob fast vollständig losgeworden; hier und da tut es noch weh, aber es ist kein Vergleich zu früher, wo ich nach einer Stunde Stehen schon Schmerzen hatte. Das alleine hat mir schon sehr geholfen.

Dazu kommt noch die mentale Ruhe, die fast noch wertvoller ist. Ich erinnere mich noch gut die ersten paar Monate – die zehn Minuten Relaxation am Ende jeder Stunde schienen mir schrecklich lang, und ich lag nur da und habe auf das Ende gewartet. Heute ist es ganz anders: In den Kurs zu kommen hat einen Pawlow'schen Effekt auf mich. Weil vor allem die Anfangsübungen selten variieren, merkt mein Körper: „So, junge Frau, du bist jetzt beim Yoga, komm jetzt mal runter und vergiss, was dich aufregt." Relaxation am Ende ist jetzt eher ein Kampf gegen das Einschlafen, weil ich am Ende jeder Stunde so ruhig bin. 😊 Und man wird in den Rest der Woche mit einem positiven Gedanken entlassen. Es macht einen großen Unterschied im Alltag.

Und dann sind da natürlich in jeder Stunde die lustigen und schönen Momente, an die man noch Jahre später zurückdenkt:

wenn wir im Sommer Yoga outside gemacht haben, im warmen Sonnenschein und mit der frischen Luft in der Nase, Handstand an die Mauer oder Partner-Yoga (Yoga zu zweit).

Aggressionsschrei

all unsere schönen Partys zu Weihnachten und Sommerpause

Ursula im Weihnachtsmannkostüm, die uns zu Nikolaus Schokolade bringt

Ursulas unzerstörbare Hoffnung, dass auch ICH irgendwann Spagat kann

Geburtstagspartys bei Ursula zu Hause

„Nuit du Sport", bei der wir Ursula gleich an mehreren Orten unterstützen können (und lecker Obst und Salat bekommen)

Ursula, die immer so bepackt ankommt, als ob sie ihr ganzes Mobiliar von zu Hause mitschleppt

Es gibt viele solcher Momente, viele lustig, alle wertvoll.

Danke, liebe Ursula. Ich zweifle noch immer daran, dass ich den Spagat irgendwann schaffe, aber die Hoffnung stirbt zuletzt. 😊

SPORT SHORT STORY
by G. G.

Eent, zwee, dräi... un, deux, trois... one, two, three... un, dos, tres.... au cours de Pilates, notre coach nous fait compter en plusieurs langues jusqu'à 100 pendant un exercice au sol. Et chacun prend plaisir à participer tout en essayant de gérer son souffle et contracter ses abdominaux, tout cela avec le sourire et une belle dose de bonne humeur !

Muchas gracias, merci, thank you, grazie, danke schön Ursula!

SPORT SHORT STORY
by Monique.

Léift Ursula, hei mäi klenge Bericht:

ech stelle mech kuerz vir. Sinn d'Monique, hunn 61 Joer an wunnen zu Uewerkuer. All Dënschdegmueren soll ech an de Stretching-Cours bei eis Monitrice Ursula goen vun 10 bis 10.50 Auer. Mee wann et heescht opstoen a sech zesummerappe fir ze goen, sicht een Ursaachen fir ze schwänzen. Da sinn der 2 do, dee positiven Däiwelchen an deen negativen. Dee positive seet „elo gi mer", deen negative sicht Ursaache fir net ze goen. Glécklecherweis hëlt dee positiven ëmmer Iwwerhand. An dann an de Stretching-Cours. Do gesäit een di aner Dammen an ass da frou datt een awer präsent ass. Well bei deenen Dammen ass et net vill besser. Jiddereen huet eemol e schlechten Dag. An dann turne mer. Mee do sinn Übungen, do denkt een dat do geet bestëmmt net. An da kënnt d'Ursula bei een a seet „nach e bëssche Monique" an da ginn di Been schéin esou wéi si sollen, no hannen, no vir oder op d'Säiten esou wéi dat soll sinn. An dann ass een natierlech stolz iwwert sech selwer, well een di negativ Säit iwwersprongen huet an di positiv Säit gewonnen huet. All Dënschden ass schéin, well een an eng gutt Gesellschaft kënnt, bei gutt Frëndinnen. Wann de Cours fäerdeg ass, si mer all zefridden. Mer spieren all eis Muskelen, wou mer net méi dru geduecht hunn, datt do nach Liewen dran ass. Wonnerbar. D'Ursula montert eis op a kritt erëm Liewen an eis Kierperen. Dofir villmools MERCI léift Ursula. Et mécht ëmmer erëm Spaass an däi Cours ze kommen an eis Übungen ze maachen. E grousse Merci un dech.

Monique

SPORT SHORT STORY
by M.

As an avid walker I was devastated when I had learned that I would not be able to continue with my daily exercises, power walking the streets of the neighbourhood, saying 'hello' to my neighbours, watching the birds and the animals, and smelling the seasons. As a result of a neurological disease I became functionally blind and limited in my athletic abilities.

Slowly, I have managed to, first, purchase a rowing machine that I have placed in my home, using it while closing my eyes and rowing in a beautiful lake, surrounded by green trees, in a sunny and beautiful day, all the creation of my imagination. Second, I have continued my summer swim in an open-air pool, by becoming a member in a swim club that had offered around the year swimming in an indoor pool. This is a place where I can meet new people and enjoy a cup of coffee in the adjacent Café. Third, I have invited a Yoga teacher to visit me once a week and to teach me Yoga at home. After a couple of years, I have become a Yogi, putting together exercises that even my teacher cannot perform.

SPORT SHORT STORY
by G.

O Desporto

Para mim, que não gostava, nem fazia, estou a adorar ir.

Pelos bons momentos, pelas risadas e mesmo pelas lindas caminhadas que fazemos no verão.

Não esquecendo, quando caminhando apanhamos morangos selvagens, cerejas ou framboesas.

Isso tudo fazendo o nosso desporto.

Um muito obrigada a Ursula pela boa desposição que tem todas as semanas.

SPORT SHORT STORY
by G. S.

„Die schönsten Geschichten kann man nicht schreiben."
"On ne peut pas écrire les meilleures histoires."
"The best stories cannot be put into print."
"Déi schéinst Geschichte kann een net schreiwen."

SPORT SHORT STORY
by I. M.

O desporto é uma ferramenta social poderosa, que reúne pessoas de diferentes origens étnicas, culturais, religiosas e socioeconômicas.

O desporto desempenha um papel importante na melhoria da saúde física e mental.

O desporto oferece oportunidades para ultrapassar barreiras relacionadas de gênero.

Por isso e muito mais, não há idade para fazer desporto.

Eu própria tento sempre fazer algo para o meu bem estar, por dentro e por fora.

VIVA O DESPORTO.

Obrigada Ursula, por este bocadinho todas as semanas.

SPORT SHORT STORY
by H. M.

Jetzt bin ich nicht so sportlich unterwegs wie du, aber eine lustige Anekdote fällt mir ein: Wir haben nur einmal in unserem Leben gemeinsam Squash gespielt. Weshalb nur einmal? Aus gutem Grund: Das lag daran, dass du mich gleich beim ersten Mal von den Beinen gehauen hast, da du beim Ausholen mir den Schläger voll auf die Nase platziert hast. Daraufhin hatte ich eine Woche lang ein Muster von der Bespannung auf der Nase … da hatte ich natürlich immer meinem Gegenüber etwas zu erzählen. Das hat übrigens kein anderer in den 20 Jahren, in denen ich gesquasht habe, geschafft. 😊 Unsere sportliche Aktivitäten haben sich nach diesem „eindrucksvollen" Ereignis dann doch mehr auf das Wandern, Radfahren und Joggen beschränkt. Hierbei blieb ich völlig unbeschadet. 😊

SPORT SHORT STORY
by M-L. C.: Pilates 100

Eins, zwei, drei … zehn … zwanzig … dreißig … hundert.
Un, deux, trois,…., dix, ….. vingt, …… trente, ………., cent.
One, two, three, …., ten, …. twenty, …. thirty, ……., hundred.
Eent, zwee, dräi, …, zéng, …., zwanzeg,…. drësseg,….., honnert.
Uno, due, tre, …., dieci, …, venti,…. trenta,................., cento.
Un, dos, tres, ..., diez, ..., veinte, …, treinta, …………., cien.
Um, dois, três, …, dez, , vinte, , trinta, ……………., cem.
Eén, twee, drie, …, tien, …, twintig, ….., dertig, …………., honderd.
Один, два, три, ….., десять,….., двадцять,……, тридцять,….., сто.
Один, два, три,….., десять,…., двадцать, …., Тридцать,….., сто.
Jeden, dwa, trzy,..., dziesięć,..., dwadzieścia,..., trzydzieści,... sto.

SPORT SHORT STORY
by T. P.

Une course contre la montre en Rollerblades Avenue de la Liberté au Luxembourg en 2003 avec Uschi,... ça ne s'oublie pas!!! Bien sûr, elle a gagné. Son coach lui avait conseillé de boire une boisson magique avant la course : un mélange de bière avec coca cola, sucre, miel, style potion magique d'Astérix et Obélix.

Ein Wettlauf gegen die Zeit mit Rollerblades auf der Avenue de la Liberté in Luxembourg im Jahr 2003 mit Uschi … das vergisst man nicht!!! Natürlich hatte sie gewonnen. Ihr Trainer hatte ihr empfohlen, vor dem Rennen einen Zaubertrank zu trinken: ein Gemisch aus Bier, Coca-Cola, Zucker, Honig, eine Art Zaubertrank von Asterix und Obelix.

A race against the clock with Rollerblades on Avenue de la Liberté in 2003 with Uschi, ... unforgettable!! Of course, she won. Her coach advised her to down a magic drink before the race: a mix of beer, Coca Cola, sugar and honey, like the magic potion from Asterix and Obelix.

SPORT SHORT STORY

by L.M.: Le sport ça fait du bien (pour de vrai !)

Il y a trois ans, j'ai développé un épisode dépressif qui s'est enraciné petit à petit. Tous les symptômes étaient là : repli sur moi-même, perte d'appétit, tristesse infinie, impossibilité de me projeter, sentiment d'isolation et d'inutilité, perte d'intérêt pour la vie en général. Cet épisode s'est ancré progressivement en moi ; au bout d'un an, je trouvais normal de me sentir mal tout le temps. C'était dur, mais je m'y étais habituée. On m'a prescrit des médicaments et recommandé de soigner mon alimentation : en surface, les choses se sont un peu améliorées. Mes proches m'ont conseillé de faire du sport pour me sentir bien sur le plus long terme. J'étais dubitative : après plusieurs années sans rien faire à part un peu de course à pied, l'idée de m'y remettre ne me remontait guère le moral, plutôt le contraire ! Une amie m'a parlé des cours de sport de la ville de Luxembourg, auxquels elle avait participé. En jetant un œil au programme des cours en ligne, je me suis rendue compte que je n'avais aucune excuse valable pour ne pas y aller : il y avait des cours plusieurs fois par semaine, à l'heure à laquelle je sortais du travail et au coin de la rue. Je m'y suis donc rendue un peu à reculons, une fois, deux fois – c'est difficile de sortir de sa zone de confort lorsqu'on ne se sent pas bien. Au fil des semaines, j'ai réalisé un peu surprise que j'y avais pris goût, et que sans m'en rendre compte au début, je m'y rendais avec plaisir. Moi qui avais toujours vu le sport comme une corvée… Trois ans plus tard, je vais beaucoup mieux, grâce à une somme de choses, d'événements, de rencontres. Cela ne s'est pas fait en un jour mais une chose est sûre : rejoindre ces cours de sport fait clairement partie des décisions qui m'ont aidée à me remettre sur pied. J'y ai trouvé des bénéfices avant, pendant et après chaque cours : avant parce que m'imposer d'y aller deux à trois fois par semaine a redonné une structure à mes semaines, pendant parce que la bonne humeur des profs est contagieuse, et après grâce à la sensation de bien-être et de confiance en soi qui suit une bonne séance de fitness. A tous les profs qui dispensent ces cours chaque semaine : merci ! Vous ne savez pas toujours à quel point c'est important pour vos élèves.

SPORT SHORT STORY
by N.L.

A couple of years ago I made a first tentative visit, with my three-year-old daughter in tow, to a fitness class organised by "Sports pour Tous". I had attended some of their other classes in the evening when my children were in bed but never found the time at weekends to try out a daytime class. On this occasion I thought I might as well go along and try it out, bringing a few books and toys and setting myself the target of lasting at least ten minutes before giving up because my daughter would be too bored. How wrong I was! It was a lovely surprise to meet Ursula (Ursi), the instructor, who greeted us both enthusiastically and whose response to my apologies about having a child with me was 'But of course she must join in!'. Wow. I hadn't really thought it was possible but, sure enough, my daughter tried a bit of choreography, then watched with interest while the adults continued, and then joined in again more enthusiastically for the running segment of the class. The format is to do laps of the gym with a few variations to a regular jog, ending with three sprints/races from one end of the gym to the other. Needless to say, this was more interesting for a small person with lots of energy and not yet enough concentration to follow a choreography, especially when Ursi kindly provided regular compliments and words of encouragement, even sometimes announcing that she was the winner, which I suppose she was, for her age category!

Now, aged five, my daughter still goes along to the class with me and has started to show more interest in the dance-type moves but still looks forward to the running most of all. When not joining in with the rest of us she can still read her books or practise her own gymnastics moves on the sidelines. Either way, both the instructor and the other participants have been most welcoming and never complained about the little visitor. We really appreciate this outlet that we both have, thanks to Ursi, and of course the opportunity to do something like this together.

SPORT SHORT STORY
by Tizama

Voici mon anecdote en Kabyè sur le cours de Pilates :

« Du hong dadi tcharii dilaki Pilates lè, wiliyu Ursula heyu do zize dihongi ne dichani ba danadu da ewu »

Ce qui veut dire :

« Nous étirons tous les muscles dans le cours de Pilates et Ursula nous demande de sourire tout le temps »

SPORT SHORT STORY
by C.H.

D'Uschi kritt eis net eleng u Kobra beim Yoga, mee och un de City Jogging, wou mir ouni Training 10 km Power Nordic Walking mam George an der Jüppchen un eiser Säit gemeeschtert hunn . Mir hunn nach 2 Deeg dono un hatt geduecht, well de Muskelkater ass net ausbliwwen. Wéi seet d'Uschi ëmmer: „Immer schön lächeln".

SPORT SHORT STORY
by M. M.

Zehn Jahre kenne ich die Ursula schon. Wir sind uns als Freelancer im Bambësch zum ersten Mal begegnet. Ursula war schon lange dabei, ich hatte erst angefangen. Sie gab mir Tipps. Als ich dann meine Ausbildung „Animateurs de Sports Loisir" machte, war sie mir eine große Hilfe.

Nach der Ausbildung waren wir viele Jahre ein Team beim „Wibbel an Dribbel" und hatten eine tolle Zeit.

Wir haben noch immer viel Spaß zusammen.

Danke Dir!

SPORT SHORT STORY
by L.M.: Expectation vs reality

Cet été, un photographe est venu prendre des photos du cours de fitness dispensé par Ursula : le City Mag luxembourgeois allait faire un sujet sur les cours de sport de la ville, et il était chargé de prendre des photos pour l'illustrer. Chorégraphie, exercices de cardio, exercices au sol, étirements… le photographe a mitraillé pendant une bonne partie du cours, et nous avons signé une décharge à la fin pour lui permettre d'utiliser les clichés sur lesquels nous apparaissions. Les clichés étaient pris sur le vif – réalisant à un moment que j'étais dans le champ, je me suis félicitée d'apparaître aussi athlétique sur les photos du magazine. Fast-forward au mois d'octobre – des amis m'informent qu'ils m'ont vue dans le City Mag. Je vérifie et là… ô honte ! J'apparais donc sur une photo prise au moment des étirements. On peut me voir en arrière-plan, peinant pour attraper mes orteils, mes genoux ne touchant plus le sol, arc-boutée avec difficulté… pas vraiment ce que j'avais en tête quand je m'imaginais faisant des exercices au ralenti avec les cheveux au vent ! Cerise sur le gâteau : au premier plan, Ursula apparaît en train de faire ses étirements - un grand écart parfait et réalisé avec grâce. Cette comparaison très défavorable ayant achevé le tableau, j'ai refermé le City Mag en riant et en me disant que ce qu'il y a de bien avec le sport, c'est qu'on peut toujours s'améliorer !

SPORT SHORT STORY
by Christine F.

Hei eng kleng Geschicht:

Zu Lëtzebuerg an an der noer Regioun gëtt et de flotte Brauch vum Kleeschen. E Mann, deen nawell dem Santa Claus oder dem Weihnachtsmann immens änelt, gëtt de 6. Dezember de Kanner Spillsaachen a Séissegkeete wärend der Nuecht. Dat heescht deenen, déi brav waren.

Grond genuch fir d'Ursula ëm Kleeserchersdag e roude Mantel an eng Zipfelmutz unzedoen, an de brave Yogië Schockelasmënzen auszedeelen. Mir hunn net schlecht gestaunt a gegrinst, wéi hatt no eiser Yogasstonn a voller Montur ronderëm gaangen ass an eis fir eis „schweißtreibend" Übunge räich mat Schockela belount huet.

Hätte mir dat am Ufank gewosst, mir hätten eis direkt nach emol souvill druginn. Deen Owend hu mir, wéi sou oft, gutt mam Ursula gelaacht an eis Yogasstonn räichlech genoss.

SPORT SHORT STORY
by S. E.

Pour moi le sport a toujours été un plaisir. Malheureusement depuis que je travaille, c'est la course et je dois me motiver pour y aller. Mais quand j'y vais, je me sens mieux car tout le monde (participants au cours) travaille dur.

C'est stimulant lors des efforts comme les abdominaux.
C'est surtout le moniteur qui fait la différence.
Son énergie transparaît et motive.
Je me sens soutenue, considérée.
Quand je finis le cours, je suis plus en forme et le lendemain je suis bien.
J'ai la chance de rencontrer de belles et sympathiques personnes.
Les participants sont là pour le sport et non pour le paraître.
C'est ma vision, mon histoire du sport.

SPORT SHORT STORY
by Tina + Rosa B.

Moi et ma sœur nous avons commencé le Stretching en 2015. Nous avons été contentes d'être là en compagnie de notre monitrice sympathique qui nous conseille la positive attitude. Merci de la part de notre groupe.

Eu e a minha irmã nós começamos o stretching no ano 2015, estamos contentes de cá estar na companhia da nossa professora simpática que sempre nos a conselhou a positiva atitude. Obrigada da parte do nosso grupo.

SPORT SHORT STORY

La ginnastica fa bene al corpo e la mente.

Come il corpo, però, anche la mente può essere tenuta in esercizio in palestra. Oggi è possibile scegliere di allenarsi su attrezzi che consentono l'interazione con giochi di ogni tipo. Divertirsi non può più essere considerata una distrazione dall'attività fisica, perché in realtà è un contributo attivo al raggiungimento dei propri risultati per la forma ideale.

Se la "ginnastica mentale" ci aiuta a rimanere giovani e attivi nel corpo, è altrettanto vero che l'elasticità mentale migliora proprio attraverso l'allenamento.

Divertirsi con giochi stimolanti anche nel momento in cui si eseguono gli esercizi si prefigura così come il modo più completo per ottenere il migliore rendimento e il massimo benessere psico-fisico.

Attività fisica fa bene a la salute.

Frasi sulla ginnastica divertenti:

Ho messo le scarpe da ginnastica. I calzoncini da jogging e la benda antisudore. Basta con la ginnastica, per oggi. (Garfield)

Ogni mattina mi sveglio e tocco duecento volte le punte delle mie scarpe. Poi mi alzo dal letto e me le infilo. (Max Greggio)

– È importante la ginnastica … fa meraviglie. La ginnastica ha cambiato la mia vita! – Io preferisco l'atrofia … (Woody Allen)

SPORT SHORT STORY
by E. B.

Sono una grande fan dei corsi di sport organizzati dalla città di Lussemburgo: in passato ho provato aerobica e step, fitness ski, acquagym, corsa, e da 5-6 anni vado tutti i sabati mattina alla bella piscina di Bonnevoie per il corso di Hydrogym.

L'Hydrogym rispetto all'acquagym è molto più dinamica, si corre nell'acqua tutto il tempo e al contempo si fanno gli esercizi.

Io non sono una buona nuotatrice ma adoro stare nell'acqua quindi questa attività mi è molto congeniale, la sensazione dell'acqua che accompagna i miei movimenti è estremamente piacevole e i 45 minuti di corso aiutano ad allentare tutte le tensioni accumulate durante la settimana.

Ci sono molti insegnanti che si alternano durante l'anno e alcuni sono particolarmente bravi, sanno proporre esercizi piacevoli ma anche molto efficaci, al punto da far sudare pur essendo nell'acqua!

Certamente a volte non è facile uscire di casa il sabato mattina per andare in piscina, ma alla fine del corso mi sento piena di energia e pronta ad affrontare al meglio i vari impegni del fine settimana!

SPORT SHORT STORY
by E. G.

Je vais vous raconter une petite anecdote qui s'est passée récemment dans mon entourage.

Je connais un homme qui ne travaille plus et qui met à profit son temps libre pour faire du sport quotidiennement.

Comme il fait au moins une séance de sport par jour, il est svelte et son corps dégage une impression de fermeté et de dynamisme.

L'autre jour, il attendait dans le gymnase que le professeur de fitness arrive.

Une femme, nouvelle dans le groupe, l'a rejoint et elle a commencé à lui poser des questions sur le cours.

Puis est arrivé le professeur, un homme plutôt petit, tout en rondeurs, pourvu d'une panse sphérique dont les muscles abdominaux sont soigneusement enfouis.

Et bien, la femme a été abasourdie lorsqu'elle a appris que c'était lui, ce petit bonhomme replet, qui allait faire cours au groupe.

Elle pensait que c'était l'homme sportif, énergique et élancé qui était l'instructeur !

Comme quoi, l'habit ne fait pas le moine, même hors du couvent.

SPORT SHORT STORY

by G. D.: Stringelingeling or Aqua-Gym for seniors

Stringelingeling am sporti per tussi è tutti in inverno nella Svizzeria.....an der Schwämm vum Hotel ass grad den Aqua-Gym am Gaang, gehal vun enger ganz äerdeger a beléifter a laangjäreger Coach, wéi op eemol e String erablëtzt a sech vun hannen an de Baseng verfuusst... well hie wor ze spéit komm, d'Virstellung wor ewell am Gaang. Ma dëse String wor anescht ewéi déi aner, e gouf virgestallt vun engem Här, ma am Waasser konnt een net vill dovu gesinn.... et wor jo och net vill do fir ze gesinn, ma um Enn koum dann dunn awer de String an d'frësch Loft... mat sécherlech deem engen oder anere Kommentar, ma zum String selwer huet keen eppes gesot, iergendwéi huet en hinnen all gutt gefall. Vun do u wor de Baseng ëmmer struppevoll, d'Coach huet frëndlech zu de Waasserrate gelaacht an ass nawell net an d'Waasser gefall.

Le cours d'Aqua-Gym pour seniors a commencé depuis 10-15 minutes. Les dames - et quelques hommes - sont dans l'eau ; les dames bien habillées de leurs maillots de bains bleus ou roses à grandes fleurs colorées, sur la tête le bonnet en plastique assorti en couleur, bleu ou rose, avec les fleurs en plastique décoratives. La monitrice dehors, au bord, a commencé ses exercices doux d'échauffement. Voilà que sort de la douche B., un autre des participants, en retard habituel, et habillé en tanga léopard !!!! On aurait cru que les fleurs allaient tomber des bonnets. ☺

Der Kurs Aqua-Gym für Senioren hat seit 10–15 Minuten begonnen. Die Damen – und ein paar wenige Männer – sind im Wasser; die Damen sind angezogen mit den Damenbadeanzügen für Senioren in Blau und Rosa mit großen Blumen drauf, auf dem Kopf die passende Bademütze in Blau oder Rosa, mit den Plastikblumen drauf. Die Turnlehrerin draußen am Beckenrand hat die leichten Aufwärmübungen begonnen. In diesem Moment kommt B., einer der Teilnehmer, aus der Dusche, mit gewöhnlicher Verspätung und im Tanga mit Leopardenmuster!!!! Man hätte gedacht, dass den Damen die Blumen vom Kopf fielen. ☺

The Aqua-Gym class for seniors has been going on for around 10 or 15 minutes. The ladies – and a few men – are in the swimming pool; the ladies are dressed in ladies' swimsuits for seniors in blue and pink with big flowers, they wear matching bathing caps in blue and pink, decorated with plastic flowers. The swimming coach at the edge has started the soft warm-up exercises. It is at this moment that B., one of the participants, comes out of the shower, late as usual, dressed in… a leopard tanga!!! You would have thought that the flowers fell off the ladies' heads. ☺

SPORT SHORT STORY

Ballade au Sport

Oh Sport,
so viel Schwitzen,
so schöne Musik,
so viel Schwätzen vor – während – nach der Stunde,
so viele Beziehungen,
so viel Liebe.

O sport,
tant de transpiration,
tant de belle musique,
tant de bavardage avant – pendant – après le cours,
tant de relations,
tant d'amour.

O sport,
so much sweat,
so much nice music,
so much chatting before – during – after class,
so many relationships,
so much love.

Oh deporte,
Tanta sudor,
Tanta buena música,
Tanta charla antes, durante y después de la clase,
Tantas relaciones,
Tanto amor.

SPORT SHORT STORY
by R. A.

Un des piliers de ma vie est la danse et de manière générale, j'aime par-dessus tout le mouvement sous toutes ses formes, dont évidemment le sport. Lorsque je suis en mouvement, cela signifie que je sens le flux de la vie s'écouler en moi ; je me sens éminemment vivante. Quand la maladie envahit le corps, elle en puise l'énergie, la mobilise ailleurs et dès que l'on commence à aller mieux, on peut de nouveau pratiquer ses sports favoris et la vie recommence à couler. J'ai traversé un cancer, j'ai suivi une radiothérapie et je peux témoigner que lorsque je subissais les contrecoups de cette radiothérapie, je me sentais désagréablement fatiguée, comme si j'étais dépossédée de mon énergie propre. Quel bonheur, ensuite, quand j'ai guéri et que je me suis sentie à nouveau totalement vigoureuse !

Pour moi, faire du sport, c'est aussi se prendre en charge, devenir responsable de son corps, faire tout pour rester en bonne santé, de façon parfaitement naturelle. J'estime que chaque citoyen doit tout entreprendre pour peser le moins possible sur le système de santé collectif. De toute façon, j'ai tendance à penser que, plus on est sportif, plus on se sent dynamique, léger, puissant. Quand je pratique un sport, je lutte aussi contre l'avancée de l'âge, je tente de garder le contrôle sur l'évolution de son corps vers la lenteur et la faiblesse des muscles.

Actuellement, j'ai la chance d'habiter une ville où l'offre de sport est luxueuse, tout comme le sont les installations sportives bien chauffées, toujours propres et équipées de matériel neuf. Un riche programme d'ateliers animés par des professionnels est proposé chaque jour, moyennant une cotisation annuelle dérisoire. La population de cette ville européenne est-elle consciente du privilège qui lui est offert ?

Je terminerai en parlant de la danse, ma passion depuis toujours. J'espère que je pourrai danser jusqu'à un âge avancé, au moins jusqu'à 80 ans, et j'ai pratiquement toujours dansé, depuis l'âge de 7 ans. Pour moi, la danse est la parfaite symbiose du mouvement et de la musique. J'ai touché à beaucoup de styles, j'en ai délaissé certains car ils ont engendré des blessures. La danse exige un apprentissage ; si l'on n'arrive pas à exécuter un pas ou un enchaînement, il faut s'entêter, s'acharner, travailler jusqu'à ce que l'on y parvienne. Mais alors, une fois que l'on parvient à maîtriser un enchaînement, quel pur bonheur ! Lorsqu'on parvient à sentir que la danse est fluide, qu'elle nous vient naturellement, sans pratiquement plus réfléchir, cette fluidité et le fait de suivre exactement la musique, au centième de seconde près, peut combler d'une félicité profonde, inégalée. Cet immense plaisir est très fugace, mais quelle intensité ! Il vaut bien toutes les heures de travail … De plus, la danse se pratique le plus souvent en groupe, à plusieurs et la communication qu'elle engendre est un atout supplémentaire, un plaisir de la convivialité sans cesse renouvelé

SPORT SHORT STORY
by G. D.

Am PO-Fitness (Power Fitness hihi) ass et ouni Kompass net liicht fir dee richtege Vestiaire ze fannen.... ëmmer de Coach-Vestiaire Nr. 1 fir d'Coach Ursula (wéi dat sech gehéiert fir d'Cheffen) an de Coach-Vestiaire Nr. 2 fir déi 2-3 Hären, an den Nr. 6 fir déi vill Dammen. Mee heiansdo wiesselt dat. Du goufen emol d'Conciergen den Hären de Coach-Vestiaire Nr. 1, ... oh la la, quelle surprise! An de Coach-Vestaire Nr. 2 dem Ursula, wat dann alt emol zu witzege Verwiesslunge féiert. Firwat kënnt dat net méi dacks vir? Sexy hexy!

Haut zum Beispill haten d'Hären de Vestiaire Nr. 4, d'Coach de Vestiaire Nr. 1, an d'Dammen de Vestiaire Nr. 6. Dat war ganz anescht wéi soss. No eisem Cours ass direkt Basketball, dat heescht d'Häre vum Basketball hunn och nach en anere Vestiaire. Mee haut war de Coach (e Mann) vum Basketball am selwëchte Vestiaire Nr. 1 wéi d'Ursula. Dat war dunn nees eng Kéier eng gutt Konfusion. D'Coachen deele sech de Vestiaire, ma, freet sech de Lieser, wor et dës Kéier dann och esou opreegend...?

SPORT SHORT STORY
by C. E.

Wenn wir nach dem ersten 40 Minuten Fitness auf den Boden gehen, um Kräftigungsübungen Bauch-Rücken-Beine-Po zu machen, teilen wir uns meistens eine Gymnastikmatte. Das ist immer sehr lustig.

After the first 40 minutes of fitness training, we go down on the floor to do our core strengthening exercises – abdomen, back, legs, buttocks – and we normally share one gymnastics mat. This is always funny.

Comme après les 40 premières minutes de fitness nous descendons au sol afin de faire nos exercices de renforcement musculaire abdominaux-dos-jambes-fessiers, nous partageons normalement un matelas de gymnastique. Ceci est toujours très drôle !

Wa mir no den éischte 40 Minutte Fitness op de Buedem gi fir d'exercices de renforcement abdos-dos-jambes-fessier ze maachen, deele mir eis meeschtens eng Gymnastikmatt. Dat ass ëmmer ganz lëschteg.

SPORT SHORT STORY

by G. D.

Sport für alle und alles … jaja, da kann es schon mal passieren, dass ein Vortänzer, auch Coachie genannt, mal nicht vom Stuhl, sondern während der „Vorstellung“ vom Podium runterfällt, aus ganz unerklärlichen Gründen … oder etwa nicht? Ach ja, da war doch was, so eine Art Kunst à la Niki de Saint Phalle, allerdings nicht steif aus Polyester, sondern aus dem echten Leben, quicklebendig hüpften da zwei sexy Dinger unermüdlich im Rhythmus der Musik auf und ab und auf und ab, das kann schon schön anstrengend sein für einen Mann im besten Alter (best agers included), oh, là, là, yes, yes!

Sports for all, crazy or not... there was a tough coach performing on a podium for a huge fitness session for men and women or women and men, when, all of a sudden, a hollow thud filled the hall leaving behind an empty stage. What just happened? Oh my God, the coach fell down backwards from the podium....earlier in the session he was still fine while overlooking the whole sports party...but became more and more confused due to a continuous outstanding view onto a not less outstanding couple of "hillies" jumping up and down with the rhythm of the music, just under and in front of the podium, oh my God, sexy, sexy.

Sports pour f(t)ous....un coach en chute libre du haut du podium, et cela sans parachute évidemment, ses yeux étant restés accrochés à deux collines en contrebas, pas mal formées du tout, oh la la ! Sexy, sexy.

Sport fir s'all... an déi déi se net méi all hunn, jojo, do fält dach net e Coach vum Podium erof, natierlech wor et net d'Schold vum Fallschierm, ma well dem Coachie seng An iwwerfuerdert wore beim déiwen Abléck vun uewen erof op zwou defteg Bulle Mokka, eieie, esou eppes kann e Mann schonn aus der Bunn geheien, oh lala, sexy, sexy.

SPORT SHORT STORY
by K. F.

Wir waren zusammen im selben Turnverein und trainierten in einer Leistungsgruppe. Wir hatten immer Montag, Mittwoch und Freitag Abendtraining. Unsere Trainerin Ingrid war einfach spitze und verstand es, uns ohne Druck zu hervorragenden Leistungen zu bringen und ein tiefes Gefühl der Gemeinschaft zu vermitteln. Wir waren alle stolz, bei ihr in der Gruppe trainieren zu dürfen. Leider ist sie viel zu früh verstorben, sie hatte Krebs. An vielen Wochenenden hatten wir Wettkämpfe. Das war in den 1980er-Jahren und seit der „Ära Ingrid" ist der Verein richtig stark. Unsere beste Klassifizierung in der Mannschaftswertung war Landesvizemeister unseres Bundeslandes. Tolle Sportwochenenden, Turnfreizeiten, Meisterschaften auf verschiedenen Ebenen und auch Turnfeste schweißten unsere Gruppe zusammen. An der jährlichen Weihnachtsfeier galt unsere Gruppe immer als Highlight des Abends. Wir turnten Boden, Pferd, Stufenbarren und Schwebebalken. Der war immer eine Zitterpartie. Die Übungen wurden von Jahr zu Jahr schwieriger.

Damals war das mit dem Filmen und Fotografieren noch nicht so wie heute mit den digitalen Smartphones. Ingrids Freund Georg begleitete uns meistens zu den Wettkämpfen und filmte mit einer Videokamera vom Zuschauerbereich aus. Ingrid konnte so besser unsere Fehler analysieren. So manche Turnerin, die mit den beiden noch freundschaftlichen Kontakt gehalten hat, bekam als Überraschung zu ihrer Hochzeit eine Videokassette mit ihrer Turnerkarriere geschenkt.

Die Zeit in dieser Gruppe war äußerst wertvoll. Wir lernten Toleranz, Teamgeist und Kampfgeist. Siege und Niederlagen lehrten uns das „Stehaufmännchen-Prinzip". Wir lernten, nach einer Niederlage wieder aufzustehen und weiterzumachen, dass man mit kleinen Schritten dem Ziel immer näher kommt und stetige Übung den Meister macht.

Noch heute sind Caro, Ursel und ich befreundet. Wir sehen uns zwar nicht mehr so oft, aber WhatsApp macht's möglich, dass wir uns nicht aus den Augen verlieren. Mindestens einmal pro Jahr sehen wir uns an Weihnachten oder auch zu einem unserer Geburtstage. Wir sind übrigens alle drei der gleiche Jahrgang 1964. Alle im Frühjahr geboren.

SPORT SHORT STORY

by P. B. D. A.

1- Les cours de gym avec Ursula sont toujours faits dans la bonne humeur. Ursula arbore toujours son beau sourire.

En plus à Noël elle nous offre des petits chocolats qu'on doit attraper au sol avec la bouche en étant assis avec les jambes écartées au maximum possible et en se penchant en avant. C'est fait à la fin du cours et ça met tout le monde de bonne humeur.

2- A Ursula está sempre alegre e sorridente e dá aulas com gosto. Pelo Natal oferece-nos um chocolatinho, mas atenção : é preciso apanhá-lo do chão com a boca , o que não é facil pois temos que estar sentados com as permas afastadas e apanha-lo dobrando para a frente.

Ninguém consegue excepto ela, mas faz rir toda a gente.

3- Ursula's Classes are always fun and joyful. She's always in a contagiously good mood.

At Christmas, at the end of the last course, she offers us a little chocolate but we have to earn it.

She challenges us to catch a chocolate, while being seated on the floor with legs wide open and trying to catch it in our mouths.

It's tough and I think she is the only one who does it, but it makes everybody laugh.

SPORT SHORT STORY

by a participant aged 92

Le cours de gymnastique pour adultes de Dommeldange vu par un participant de 92 ans.

Les exercices dispensés par deux monitrices déclenchent des réactions physiologiques et psychiques bénéfiques sur le corps humain. Ainsi les muscles, pour ne citer que ceux-ci sont particulièrement sollicités. Dans la période hivernale où les personnes ont peu d'activité physique ces exercices ont à mon avis un effet très salutaire. Dans ce contexte, je citerais volontiers les effets bénéfiques sur l'équilibre. Un effet non négligeable dans l'âge avancé.

Il est difficile d'énumérer tous les bienfaits du cours de gymnastique, mais il est important de souligner que certains exercices nécessitent une coordination et synchronisation de plusieurs parties du corps ce qui fait appel aux fonctions cérébrales.

Et enfin citons que le fait de se rencontrer chaque semaine où chacun a la possibilité de raconter, de discuter ses problèmes, produit un effet bénéfique et resserre les liens entre les membres du groupe qui forment ainsi une communauté bien soudée…

Enfin n'oublions pas que les monitrices avec leur savoir, leur approche, leur affabilité, toujours à l'écoute des participants sont autant de facteurs non négligeables dans la réussite des cours.

SPORT SHORT STORY

by N. N.

1)
Разговаривают два футбольных комментатора:
- Как вам нравится игра этого футболиста?
- Он напоминает мне Достоевского.
- Но Достоевский же никогда не играл в футбол!
- Вот поэтому и напоминает!

2)
Жена кричит на мужа:
— У меня такое впечатление, что на первом месте у тебя футбол, а не я!
— Дорогая, ты ошибаешься. Как минимум есть еще хоккей.

English translation:

1) Two football commentators are discussing a match:

-W: What do you think about this football player?

-B: He reminds me of Dostoevsky.

-W: But Dostoevsky is a writer.

-B: That's why!

2) Wife talking to the husband:

-I have the impression that football is in first place for you and not me.

-Honey, you are wrong. At least there is hockey as well.

SPORT SHORT STORY
by Ursula: Room 216

Chambre 216 (D)

„Chambre deux cents seize, téléphone", rief es aus dem Lautsprecher im Flur. Das war für mich. Es gab kein privates Telefon in unseren Zimmern. 1992/1993 gab es kein Internet, unsere Zimmer hatten auch kein privates Telefon. Wir mussten zur Telefonkabine im Park gehen, wenn wir telefonieren wollten. Doch wer wollte unter solchen Bedingungen telefonieren, bei Regen, Kälte und Schnee? Und natürlich mussten wir Schlange stehen und warten, bis wir drankamen, und dann fiel das Geldstück durch. Erst Ende 1993 wurde jedes Zimmer mit einem eigenen Telefon ausgestattet. Bis dahin musste man, falls man angerufen werden wollte, z. B. von den Eltern, dann mussten diese die Rezeption anrufen und die Rezeption würde dann „Telefon für Raum 216" durch den Lautsprecher im Flur ausrufen, und dann musste ich runter in den Empfangsraum gehen, wo es ein Gemeinschaftstelefon gab für das ganze Haus. Das ist heute unvorstellbar! Madame Denis, die Rezeptionistin, und ich sind immer noch Freunde, unsere Freundschaft hat über all diese Jahre gedauert. Ich kann sie immer noch an der Rezeption sitzen sehen, wenn ich zur Maison Heinrich Heine (MHH) komme, wie sie mich begrüßt oder wie sie mir hilft mit einer der Fragen, die ein junger Student haben kann, wie z. B. Waschmaschinen-Jetons oder Cafeteria-Öffnungszeiten. Die Cafeteria war sehr beliebt, sie war/ist unten im Keller, unter dem Eingang die Treppen hinunter. Oder die Bibliothek, mit ihren Regalen voller deutscher Bücher. Gegenüber der Bibliothek ist der Festsaal, oder Konferenzraum, wo die Direktorin Christiane Deussen immer schöne Ereignisse organisiert: Vorlesungen, Kinofilme, Musik, Singen und Tanzen. Viele Jahre später, im Jahr 2006, feierten wir hier die 50 Jahre Bestehen der MHH und 2016 (23.–25. November) auch die 60 Jahre Bestehen der MHH, mit Madame Christiane Deussen als Direktorin, die fast jeden Tag liebevoll Events organisiert.

„Ich bin Arvinds Bruder", sagte der junge Mann zu mir und streckte mir die Hand zum Gruß entgegen. Wir waren bei der Konferenz „Creating value" in Leicester, UK, am 23. April 2018. „Oh, wie schön", antwortete ich. Arvind und ich hatten auf demselben Flur gelebt, in der Maison Heinrich Heine, Cité Internationale Universitaire de Paris, von Oktober 1992–Oktober 1993. Im Jahr 2019, also während ich diesen Artikel schreibe, ist das über 25 Jahre her. Wir sind immer Freunde geblieben. Ich hatte Diplom-Betriebswirtschaft an der Hochschule für Technik und Wirtschaft in Saarbrücken, Deutschland, studiert. Ich hatte ein Stipendium der Begabtenförderung der Friedrich-Naumann-Stiftung-für-die-Freiheit. Sie boten mir die Gelegenheit eines Masters in Business Administration, MBA, damals hieß es noch DESS – Diplôme d'Études Supérieures Spéicalisées – am IGS – Institut de Gestion Sociale. Ich war sehr erfreut über diese Gelegenheit, ganz besonders weil ich als Einwohnerin des Maison Heinrich Heine, Cité Internationale Universitaire de Paris, akzeptiert worden war. Mehrere Empfehlungsschreiben und ein Stipendium waren damals nötig, um überhaupt in die Auswahl zu kommen. Diese war sehr streng, sie nahmen damals nur 100 Studenten aus Deutschland pro Jahr auf. Es war damals eine hohe Ehre. Diese 100 Studenten wurden dann folgendermaßen auf die verschiedenenen Häuser verteilt: 50 Studenten aus Deutschland wohnten im Maison Heinrich Heine, die anderen 50 wurden gleichmäßig auf die anderen Häuser/Foundations verteilt. Am 1. Oktober kam ich an der MHH mit meinen persönlichen Sachen an, um ein Jahr am IGS zu studieren. Im Boulevard Jourdan schaute ich empor auf die merkwürdigen Gebäude, meine Augen öffneten sich weit. Jedes Mal wenn ich den RER B nahm, hatte ich diesen Augenöffner-Effekt: Wenn ich die Rolltreppe hochkomme und ich schaue hoch auf die majestetische Maison Internationale, ergreift eine wunderbare Freude mein Herz, mein Herz hüpft vor Freude. Nur wer hier gewohnt hat, kann meine Gefühle verstehen. RER B Châtelet – Les Halles, St. Michel, und wir nähern uns, Luxembourg (der Park, nicht das Großherzogtum, wo ich seitdem die Cité U verlassen habe, wohne und arbeite), Port-Royal, Denfert-Rochereau und schließlich Cité Universitaire.

Ich bin ein sportlicher Mensch, daher genoss ich die Sportangebote der Cité U ganz besonders. Jeden Morgen, bei jedem Wetter, ging ich im Park joggen, sagen wir, ich ging durch die Welt joggen, ich begann in Deutschland, dann Kambodja, England, Schweiz, USA, Schweden, Japan, Indien und Norwegen, und ich liebe die seltsame Zusammenstellung an Häusern Deutsch de la Meurthe, mit seinen Innenhöfen, und dann laufe ich hinüber in den kleinen Park, Tunesien, Marokko, Frankreichs Provinzen, Griechenland, Asien und die Niederlande. Ich laufe durch all diese Länder und stelle mir vor, wie die Leute dort leben, während ich hier laufe. Es gibt hier schöne Tennisfelder, Fußballfelder, und während des Tages sind diese Tennis- und Fußballfelder immer voll mit Studenten, die spielen, der Ball rollt immer aus dem Spielfeld heraus und rollt zu einem Studenten, der im Gras sitzt, um ein Buch zu lesen … Jeden Abend, nach dem Studium, ging ich zu den Sport-Einrichtungen im Keller der Maison Internationale. Es gibt dort ein schönes Schwimmbad. Okay, gut, es ist ein bisschen altmodisch, da es so alt ist wie die Maison Internationale und weil es nichts zu tun hat mit den modernen Schwimmbädern mit Rutschen oder Whirlpools. Kein Toboggan, kein Whirlpool hier. Und es gibt einen Fitnessraum für Bodybuilding. Wir trainierten viele Abende lang hier. Zu anderen Gelegenheiten spielten wir Handball oder Fußball oder Basketball gegen die anderen Häuser. Ich laufe auch im Parc Montsouris, genau gegenüber auf der anderen Seite des Boulevard Jourdan, aber frühmorgens ist der Park noch für die Öffentlichkeit geschlossen, daher lief ich dort nur an Wochenenden, wenn die Öffnungszeiten es erlaubten. Manchmal lief ich auch ein bisschen weiter bis zum „Jardin du Luxembourg". Im Jahr 1992/1993 stellte ich mir nicht vor, dass ich schließlich im Großherzogtum Luxembourg leben und arbeiten würde und dass ich dort Sport unterrichten würde für die Ville de Luxembourg, „Sports pour Tous".

„Ihr Zimmer ist die 216" sagte Madame Denis an der Rezeption zu mir. Sie sagte weiter: „Zimmer 216 ist auf dem großen Gang, gleich neben der Küche. Es gibt den großen Gang und den kleinen Gang. Anfangs war das Maison Heinrich Heine streng getrennt in „großer Gang für die männlichen Studenten" und „kleiner Gang für die weiblichen Studentinnen", mit zwei verschiedenen Treppenaufgängen in der Mitte, die mit Adleraugen vom „Concierge" – vom Hausmeister – überwacht wurden, der war für die guten Sitten in der MHH verantwortlich. Im Jahr 1992, als ich einzog, war diese Trennung seit Langem aufgehoben geworden und männliche und weibliche Studenten teilten fröhlich alle Gänge, groß oder klein. Wir teilten uns die Gemeinschaftsküche, die Gemeinschaftsduschen und die Gemeinschaftstoiletten. Wenn ich von meinem Jogging oder Fitness kam, ging ich immer zu den Duschen, das Wasser war warm. Es war nicht der große Luxus, doch es war nett, andere Studenten dort zu treffen, mit den Handtüchern um ihre Hüften, und mit ihnen zu reden. Auch war die Küche ein schöner Treffpunkt. Wann immer ich mich alleine fühlte, ging ich aus meinem Zimmer 216 hinaus und in die Küche, wo andere Studenten waren, die kochten, aßen, tranken und sich unterhielten. Manchmal hatte ich wirklich den Blues, alleine in meinem Zimmer, hinter meinen Büchern, und fühlte mich einsam. Ich ging in die Küche und die anderen fragten: „Wie war dein Tag?" „Was kochst du Gutes?" „Ist das ein typisch deutsches Gericht?" Arvind war einer dieser anderen Studenten. Er ist aus Indien, ursprünglich. Unsere Freundschaft dauert seither an. Ich hatte damals einen Freund in Saarbrücken. Jedes Wochenende fuhren wir hin und her, entweder fuhr ich nach Saarbrücken oder er kam nach Paris. Wir besuchten alle Monumente, Tour Eiffel (wir hatten unsere Abschlussfeier vom IGS hier), Notre-Dame, Louvre, Arc de Triomphe, Champs Élysées, Centre Pompidou und viele mehr. Wir hatten Glück, es war erlaubt, männliche Freunde auf den Zimmern zu empfangen, sogar über Nacht. Das war ein modernes Haus. Das Zimmer war klein, ich denke so etwa neun Quadratmeter. Das hat uns nicht davon abgehalten, dort zu schlafen. Normalerweise schlief einer in dem kleinen Bett und der andere auf dem Fußboden, auf dem kleinen Platz zwischen Bett und Fenster. Es gab sogar einen kleinen Balkon, über dem Boulevard périphérique, mit seinen Nachteilen, dem Lärm und den Abgasen. Es gab einen Schreibtisch an der Wand, ein kleines Waschbecken mit fließendem warmen und kalten Wasser. Manchmal trafen wir uns alle in einem unserer Zimmer, um zu reden, Tee oder Kaffee zu trinken.

Jedes Mal wenn ich Besuch von Freunden oder Familie bekam, übernachteten sie im Hôtel Mistral, rue Cels, 14. Arrondissement, nicht sehr weit entfernt von der Cité U. Das Hôtel Mistral ist bekannt für seine berühmten Einwohner: Jean-Paul Sartre und Simone de Beauvoir, die auch in der Cité U bekannt waren.

Für das Studium am IGS mussten wir eine Kunstausstellung organisieren, und die Direktorin des Netherland Hauses war eine Malerin, sie stellte gerne ein paar ihrer Gemälde in unserer Schule aus. Sie zeigte mir die Foundation Netherlands, Pays-Bas, Niederlande, und lud mich zum Tee in ihre Wohnung ein. Das war ein außergewöhnliches Erlebnis für mich. Sie zeigte mir die Räumlichkeiten ihres Hauses.

In den letzten Jahren hatte ich das Glück, an den Ereignissen des RIAC teilzunehmen, wobei ich auch im Haus Provinces de France übernachten durfte, mehrmals, mit seinen modernen, renovierten Zimmern, mit Dusche und Toilette in den Zimmern. Die Küche ist immer noch auf dem Flur, wird von allen geteilt, aber die Dusche und Toilette ist jetzt in jedem einzelnen Zimmer eingebaut, eine Art Nasszelle aus Plastik, was dem modernen Standard eher entspricht, aber es verhindert leider die Treffen der Studenten, die vor den Duschen auf dem Gang warteten.

Jedes Mal wenn ich zur Cité U zurückkehre, gehe ich durch die Welt joggen und sage meinen Freunden, dass ich laufen war, durch Frankreich, mit Griechenland gegenüber, und daneben die Niederlande und Asien, Armenien und Tunesien. Dann habe ich noch mehr Durcheinander, da ich vorbeilaufe an Kanada, Argentinien und den USA und dann Belgien und Luxemburg gegenüber von Großbritannien, Italien und Spanien zusammen mit Japan, Schweden und der Schweiz. Ich laufe weiter und bin in Dänemark mit Indien und Brasilien als Nachbarn. Irgendwie ist beim Laufen meine Geografie durcheinandergekommen, ganz durchgeschüttelt. Vielleicht könnte mich das Wasser im Schwimmbad etwas abkühlen?

Seitdem ich im November 1993 die Cité U und das Maison Heinrich Heine verlassen habe, um in Luxemburg – dem Großherzogtum – nicht dem Park – zu arbeiten, unterrichte ich Sport für „Sports pour Tous“, Ville de Luxembourg, wo die ganze Welt an den Sportkursen teilnimmt. Die Teilnehmer sind gemischt, Männer und Frauen, und von allen Ländern der Welt, genauso wie in der Cité U. Ich könnte es mir nicht mehr vorstellen, in einer monosprachigen und/oder monokulturellen Umgebung zu leben und zu arbeiten, wo die Geschlechter getrennt sind. Das Großherzogtum Luxemburg ist eine kleine Welt, genauso wie die Cité U, wo es Geschlechtergleichberechtigung gibt.

Chambre 216 (E)

"Chambre deux cents seize, téléphone!" the voice came out of the loudspeaker in the hall. This was for me. There was no private telephone in our rooms and no, it must be said, mobile phones or even internet in 1992 in the Maison Heinrich Heine residence at the Cité Internationale Universitaire de Paris.

We students had to go to a telephone cabin in the park if we wanted to call our friends. But who wanted to phone under such conditions? There was the rain, the cold and the snow in winter, and, in all seasons, standing in line to await your turn, and then when you got to the phone, the coins for the communication were not accepted and fell through. It was only at the end of 1993 that every room was equipped with an individual phone. Until then, if you wanted to be called, for example by your parents, they needed to call reception and reception would call "Telephone for room 216" through a loudspeaker in the hall and then I had to go down to the reception hall, where there was a common telephone booth for the use of the entire house. Today, this is unimaginable!

Madame Denis, the receptionist and I are still friends, our friendship lasting over all these years. I still can see her sitting at reception, when I first came to MHH and she welcoming me, or helping me with whatever question a young student may have, such as a request for washing machine "jetons", or cafeteria opening hours. The cafeteria down the stairs at the entrance was much appreciated. So was the Bibliothek with its shelves filled with German books. In front was the Festsaal, the event and conference hall, where there were always enjoyable events organised by the Director, Madame Christiane Deussen, such as lectures, film screenings, music performances, singing, and dancing. Many years later, in 2006, we celebrated MHH's fiftieth anniversary, and in 2016 (23-25 November) the sixtieth, with Director Madame Christiane Deussen who organizes with love wonderful events nearly every day.

"I am Arvind's brother" said the young man to me, holding out his hand to greet me. We were at the "Creating value" conference in Leicester in the UK and it was April 23rd 2018. "Oh, how nice" I replied happily. Some twenty-five years earlier, Arvind and I had shared the same floor in Maison Heinrich Heine, from October 1992 to October 1993. We have always stayed friends.

Back then, I had just completed a bachelor's degree in business management at the Hochschule für Technik und Wirtschaft in Saarbrücken in Germany. I was awarded a scholarship for talented students from the Friedrich Naumann Foundation for Freedom They offered me the opportunity to study for an MBA, although at that time it was still called D.E.S.S. (Diplôme d'Etudes Supérieures Spécialisées), at the Institut de Gestion Sociale, the IGS. I was very excited about this opportunity, especially as I had also been accepted as a resident in Maison Heinrich Heine at "Cité U" as I would soon be calling it.

At that time, several letters of recommendation and a scholarship were needed to be eligible, and the selection process was tough. They accepted a hundred students from Germany each year and it was a big honour to be chosen. Of the hundred German students, fifty became residents in Maison Heinrich Heine and the remaining fifty were distributed across all the other residences. On 1 October, I arrived at MHH with my personal things to spend a year studying at IGS. On Boulevard Jourdan, I looked up the strange buildings and my eyes opened wide. Indeed, every time I took the RER "B" train, I had this eye-opening moment: when I came up the escalator and I looked at the majestic Maison Internationale, I was overcome by a wonderful joy in my heart, my heart leapt. Only someone who has been a resident here can understand my feelings.

RER B Châtelet Les Halles, St. Michel, and we come closer, Luxembourg (the park, not the Grand-Duchy where I live and work now ever since leaving Cité U), Port-Royal, Denfert Rochereau, and finally Cité Universitaire.

I am a sporty person and so I enjoyed the sports on offer at Cité U very much. Every morning, in any weather, I went jogging through the park, although to me it was more like jogging through the world, starting in Germany and passing by Cambodia, Great Britain, Switzerland, USA, Sweden, India, and Norway. I loved the strange assembly of houses at Deutsch de la Meurthe, with its courts. Then, I crossed over to run in the small park, next Tunisia, Morocco, Provinces de France, Greece, Asia and the Netherlands. I ran through all these countries and imagined how people lived there while I was running here. There were pleasant tennis courts and football fields and during the day time they were always occupied with students enjoying themselves, the ball always leaving the field, searching for a student, sitting on the grass to read a book… Every evening, after studies, I went to the sports facilities in the cellar of the Maison Internationale where there was a nice swimming pool. Well, it was a bit dated, because it is was as old as the Maison Internationale, and had nothing to do with the modern swimming pools with their slides or spas. There was also a fitness room for body building where we exercised many evenings. On other occasions, we played handball or indoor-football or basketball against the other residences. I also ran in the Parc Montsouris just on the other side of Boulevard Jourdan, but as it was closed to the public in the early mornings, I only ran there at weekends, when the opening hours allowed for it. Sometimes I also went further afield to the Jardin du Luxembourg. In 1992 and 1993 I didn't imagine that I would end up living and working in the Grand Duchy of Luxembourg, and that I would be teaching sports there for the city of Luxembourg in their "Sports pour Tous" program.

"Your room is 216" said Madame Denis at the reception. She continued, "Room 216 is on the big floor, just besides the kitchen. There is the big floor and the small floor." Originally, the house had been strictly divided into the big floor for male students and the small floor for the female students, with two different staircases in the middle that were guarded very closely by the "concierge", who was responsible for good manners and proper behaviour in MHH. Fortunately, in 1992, when I moved in, this separation had long been abolished and male and female students happily shared all the floors, big or small. We shared the common kitchen and also the communal showers and toilets. When coming from my jogging or fitness sessions, I always went to the shower and its hot water. It was not the luxury of warm water as such, but it was nice meeting fellow residents there, with their towels around their waists and chatting away. Likewise, the kitchen was a great meeting point. Whenever I was feeling lonely, I stepped out of room 216 and went to the kitchen, where there were always other students, cooking, eating, drinking and talking. One time, I really had the blues, alone in my room, stuck with my studies and feeling lonely. I went to the kitchen, and the others asked: "How was your day?", "What are you cooking?", "Is this a typical German dish?" Arvind was among these other students. He is Indian originally and our friendship has lasted ever since.

I had a boyfriend in Saarbrücken. Every weekend we travelled, either I went to Saarbrücken by train, or he came to Paris by train. We visited all of the monuments, the Eiffel tower, Notre-Dame, the Louvre, the Arc de Triomphe, the Champs Elysées, the Centre Pompidou and many more. We were lucky; having boyfriends stay in the rooms, even overnight, was permitted. This was a modern house. The room was small, I think it was something like nine square meters. This didn't prevent us from sleeping there. Normally, one of us slept in the small bed and the other on the floor in the small space between the bed and the window. There was even a small balcony, overlooking the Boulevard Periphérique with its irritations, noise and exhaust fumes. There was a writing desk at the wall, as well as a small washbasin with hot and cold running water. Sometimes we all met in one of our rooms to discuss and drink tea or coffee.

Whenever I received other friends or family, they stayed at the Hotel Mistral, not so far away in the 14th arrondissement. Hotel Mistral is known for its famous residents: Jean-Paul Sartre and Simone de Beauvoir, who also attended events at Cité U.

For an IGS project, we had to organise an art exhibition, and since Director of the Netherlands House was a painter, she agreed to exhibit some of her paintings at our school. She showed me around the Netherlands Foundation and also invited me for tea in her apartment and showed me the rooms in her residence. This was an amazing experience for me.

Over the years, I was lucky enough to participate in the RIAC (Rencontres internationales des anciens de la cité) events, and to be able to sleep in the Provinces de France residence several times, with its modern, renovated rooms with en suite bathrooms. The kitchen in the house 'Provinces de France' is still on the floor and is shared but bathrooms are now integrated into each room, which, while more modern, prevents one from meeting fellow students waiting for the shower on each floor.

Whenever I return to Cité U, I go jogging through the world, and tell my friends, that I was running through France, with Greece in front and the Netherlands and Asia, Armenia and Tunisia. But then I get into more trouble, as I run besides Canada and Argentina, with the USA and then Belgium and Luxembourg in front of Great Britain, and Italy and Spain together with Japan, Sweden and Switzerland. I run and am in Denmark with India and Brazil as neighbours. Somehow my geography got all mixed up while running. Maybe the swimming pool can get me sorted again.

Ever since I left Cité U and Maison Heinrich Heine in November 1993 to work in Luxembourg, the Grand Duchy, not the park, I have been teaching sports with "Sports Pour Tous", for the city of Luxembourg, where the classes have participants from all countries of the world, just like in Cité U. I could no longer imagine living and working in a monolingual and/or monocultural environment. The Grand Duchy of Luxembourg is a small world, just like Cité U.

Chambre 216 (F)

"Chambre deux cents seize, téléphone" la voix venait du haut-parleur dans le hall. C'était pour moi. Il n'y avait pas de téléphone privé dans nos chambres. Juste pour votre information, il n'y avait pas d'internet en 1992/1993, nos chambres n'avaient même pas de téléphone privé. Nous devions aller dans une cabine de téléphone dans le parc, si nous voulions téléphoner. Mais qui voulait téléphoner dans ces conditions, avec la pluie, le froid, la neige, et faire la queue pour attendre mon tour, et puis la pièce de monnaie pour la communication tombait… Seulement fin 1993 nos chambres furent équipées avec des téléphones individuels. Jusque-là, si tu voulais être appelé, par exemple par tes parents, ils devaient appeler la réception, et la réceptionniste appellait « Téléphone pour chambre 216 » à l'aide du haut-parleur dans le hall ; puis je devais descendre dans le hall d'entrée, où il y avait une cabine téléphonique en face de la réception, à usage pour toute la maison. Inimaginable aujourd'hui. Madame Denis, la réceptionniste et moi, nous sommes toujours amies, notre amitié a duré toutes ces années. Je me l'imagine toujours assise à la réception, quand j'arrivais à la Maison Heinrich Heine, elle me saluait, ou elle m'aidait avec toute question qu'une jeune étudiante pouvait avoir. Comme par exemple les jetons pour la machine à laver, ou les horaires d'ouverture de la cafétéria. La cafétéria était fortement appréciée, en bas de l'escalier à l'entrée. Ou la bibliothèque, avec ses rayons pleins de livres allemands. En face se trouve le Festsaal, la grande salle des fêtes, ou salle des conférences, où la Directrice Madame Christian Deussen organise toujours de beaux événements, des conférences, des lectures, des cinémas, des soirées musicales, de chants et de danse. Beaucoup d'années plus tard, en 2006, nous avons fêté les 50 ans de la Maison Heinrich Heine, et en 2016 (du 23 au 25 Novembre) aussi les 60 ans de la MHH, avec Madame Christiane Deussen qui organisait avec amour des événements presque quotidiens.

« Je suis le frère d'Arvind » a dit le jeune homme et il m'a tendu la main pour me saluer. Nous étions à la conférence 'Création de valeur' à Leicester, Grande Bretagne, c'était le 23 Avril 2018. « Oh, enchantée », j'ai répondu. Arvind et moi partagions le même couloir à la Maison Heinrich Heine, Cité Internationale Universitaire de Paris, octobre 1992 – octobre 1993. En 2019, alors que j'écris cet article, cela date d'il y a 25 ans. Nous sommes toujours restés amis. J'avais passé un diplôme en économie à la Hochschule für Technik und Wirtschaft à Saarbrücken, Allemagne. J'avais une bourse d'études pour étudiants surdoués de la Friedrich-Naumann-Stiftung für die Freiheit. Ils m'ont permis d'étudier en Master en économie, cela s'appelait D.E.S.S. à l'époque = Diplôme d'Etudes Supérieures Spécialisées avec IGS = Institut de Gestion Sociale. J'étais très excitée d'avoir cette opportunité, tout spécialement car j'avais été acceptée comme résidente à la Maison Heinrich Heine, Cité Internationale Universitaire de Paris. Plusieurs lettres de recommandation et une bourse d'études avaient été nécessaires afin d'être éligible, et le choix fut rude, ils acceptaient 100 étudiants provenant de l'Allemagne par an. C'était un grand honneur à l'époque. Les 100 étudiants allemands furent distribués ainsi : 50 en tant que résidents de la Maison Heinrich Heine, 50 répartis dans toutes les autres résidences. Je suis arrivée le 1er Octobre 1992 à la MHH avec les affaires personnelles dont j'avais besoin pour 1 an d'études à l'IGS. Au Boulevard Jourdan je levais les yeux pour admirer les édifices étranges, mes yeux s'ouvraient grand. A chaque fois que je prenais le RER B, j'avais cet effet ouvre-yeux : quand je montais l'escalator et que je regardais la Maison Internationale majestueuse, j'étais prise d'une joie au cœur, mon cœur faisait des sauts de joie ; seul celui qui a été résident ici peut partager mes sentiments. RER B Châtelet Les Halles, St. Michel, nous nous approchons, Luxembourg (le parc, et non le Grand-Duché, où je vis et travaille depuis que j'ai quitté la Cité U.), Port-Royal, Denfert Rochereau, et finalement Cité Universitaire. Je suis une personne sportive, c'est la raison pour laquelle j'ai profité des offres de sports à la Cité U. Chaque matin, par tous les temps, je faisais un jogging à travers le parc, disons, à travers le monde, en commençant en Allemagne, Cambodge, Grande Bretagne, Suisse, Etats-Unis, Suède, Japon, Inde, et Norvège, et j'adore l'assemblement bizarre de maisons Deutsch de la Meurthe avec ses cours intérieures, et puis je traversais aussi pour courir dans le petit parc, Tunisie, Maroc, Provinces de France, Grèce, Asie, et les Pays-Bas.

Je cours à travers tous ces pays et j'imagine comment les gens vivent là-bas, pendant que je cours ici. Il y a des courts de tennis et des terrains de football, et pendant la journée ces terrains de tennis et de football sont toujours occupés par des étudiants qui aiment jouer, le ballon sort toujours du terrain afin d'atterrir à côté d'un étudiant assis dans l'herbe en train de lire un livre.... Chaque soir, après mes études, j'allais aux installations sportives dans la cave de la Maison Internationale. Il y a une belle piscine. Disons, elle est un peu vieillotte, car elle est aussi âgée que la Maison Internationale, et ne ressemble en rien aux piscines modernes avec toboggan et tourbillon. Ni toboggan, ni tourbillon ici. Par contre, il y a une salle de fitness pour la musculation. Nous nous sommes entraînés beaucoup de soirées ici. Lors d'autres occasions, nous avons joué au hand, au foot ou au basket contre les autres résidences. Je courais aussi dans le Parc Montsouris qui se trouve juste de l'autre côté du Boulevard Jourdan, mais tôt le matin il est toujours fermé au public, c'est la raison pour laquelle j'y courais seulement durant les week-ends, quand les heures d'ouverture le permettaient. Quelques fois je courais plus loin jusqu'au Jardin du Luxembourg. En 1992/1993 j'étais loin d'imaginer que j'allais finir par vivre et travailler au Grand-Duché du Luxembourg, ni que j'allais y enseigner le sport pour le Sports pour Tous, Ville de Luxembourg.

« Votre chambre est la 216 » m'a dit Madame Denis à la réception. Elle a continué : « La chambre 216 se trouve dans le grand couloir, juste à côté de la cuisine. Il y a un grand couloir, et un petit couloir. Initialement la Maison Heinrich Heine a été conçue strictement divisée entre le grand couloir pour les étudiants mâles, et le petit couloir pour les étudiantes féminines, avec deux différentes cages d'escaliers au milieu, gardées avec grande attention par le 'concierge', responsable d'assurer les bonnes manières à la MHH. En 1992, quand j'ai emménagé, cette séparation était abandonnée depuis belle lurette, et étudiants masculins et féminins partageaient heureux tous les couloirs, grands ou petits. Nous partagions la cuisine commune, et aussi les douches communes et les toilettes communes. En rentrant de mon jogging ou fitness, je prenais toujours une bonne douche, bien chaude. Ce n'était pas le grand luxe, par contre c'était agréable d'y rencontrer d'autres étudiants, les serviettes nouées autour des hanches, et de discuter avec eux. La cuisine aussi était un bel endroit de rencontres. Quand je me sentais seule, je sortais de ma chambre 216 et j'allais à la cuisine, où il y avait toujours d'autres étudiants, en train de cuisiner, de manger, de boire, de parler. De temps en temps j'étais un peu triste, seule dans ma chambre, bloquée derrière mes livres, je me sentais seule. J'allais à la cuisine, et les autres demandaient : « Comment a été ta journée ? » « Qu'est-ce que tu cuisines de bon ? » « Est-ce un plat typiquement allemand ? » Arvind était parmi ces autres étudiants. Il était d'origine indienne. Notre amitié a toujours perduré. J'avais mon copain à Saarbrücken. Chaque week-end nous nous voyions, soit c'était moi qui allais à Saarbrücken en train, ou c'était lui qui venait à Paris. Nous visitions tous les monuments de Paris, la Tour Eiffel (nous avons célébré notre cérémonie de fin d'études de l'IGS ici au 1er étage), Notre-Dame, le Louvre, l'Arc de Triomphe, les champs Elysées, le Centre Pompidou, et beaucoup d'autres. Nous avons eu la chance d'avoir la permission de recevoir les copains dans nos chambres, même pour passer la nuit. C'était une maison moderne.

La chambre était petite, je pense environ 9m2. Cela ne nous a pas empêché d'y dormir. Normalement l'un d'entre nous dormait dans le petit lit et l'autre par terre, dans le petit espace entre le lit et la fenêtre. Il y avait même un petit balcon, au-dessus du Boulevard Périphérique, avec ses nuisances, le bruit et les gaz d'échappement. Il y avait un petit bureau contre le mur, et aussi un petit lavabo avec de l'eau courante chaude et froide. De temps en temps nous nous retrouvions tous dans une de nos chambres afin de discuter, de boire du thé ou du café.

Quand j'avais de la visite d'autres amis ou de la famille, ils restaient à l'Hôtel Mistral, rue Cels, 14e arrondissement, pas loin de la MHH. L'Hôtel Mistral est connu pour ses fameux résidents : Jean-Paul Sartre et Simone de Beauvoir, qui venaient aussi à la Cité U.

Pour l'IGS nous devions organiser une exposition d'art, et la directrice de la Maison des Pays-Bas était peintre, elle a accepté d'exposer quelques-unes de ses peintures dans notre école. Elle m'a montré la Fondation des Pays-Bas et m'a invitée aussi pour le thé dans son appartement. C'était une expérience unique pour moi. Elle m'a montré les chambres de sa résidence.

Au travers des années, j'ai eu la chance de pouvoir participer aux événements organisés par le RIAC et de pouvoir dormir aussi dans la maison 'Provinces de France', plusieurs fois, avec ses chambres modernes et rénovées, avec douche et toilette intégrées. La cuisine est toujours dans le couloir, à partager, mais les douches et toilettes sont maintenant intégrées dans chaque chambre, ce qui correspond plus aux standards modernes, mais ce qui empêche les rencontres entre étudiants en attendant les douches dans le couloir.

A chaque fois que je retourne à la Cité U., je vais faire un jogging à travers le monde, et je raconte à mes amis que j'ai couru à travers la France, avec la Grèce juste en face, et les Pays-Bas et l'Asie, l'Arménie et la Tunisie. Puis j'embarque dans de plus grandes difficultés, comme je cours à travers le Canada et l'Argentine, avec les Etats-Unis et la Belgique et le Luxembourg en face de la Grande-Bretagne, et l'Italie et l'Espagne ensemble au Japon, la Suède et la Suisse. Je continue à courir et je suis au Danemark avec l'Inde et le Brésil comme voisins. D'une certaine façon ma géographie s'est tout mélangée en courant. C'est peut-être l'eau fraîche de la piscine qui me remettra les idées en tête.

Depuis que j'ai quitté la Cité U, Maison Heinrich Heine en Novembre 1993 afin de travailler au Luxembourg - le Grand-Duché, non le parc – j'enseigne le sport avec Sports pour Tous, Ville de Luxembourg, où le monde entier participe aux classes. En effet, les participants sont mélangés, hommes et femmes, provenant de tous les pays du monde entier, tout comme à la Cité U. Je ne pourrais plus imaginer de vivre et de travailler dans un environnement mono-lingue, et/ou mono-culturel, où les hommes et les femmes sont séparés. Le Grand-Duché du Luxembourg est un petit monde, juste comme la Cité U. avec égalité des sexes.

SPORT SHORT STORY
by A. A.

Depuis deux ans maintenant la Commune de Sanem organise la « Nuit du Sport », à l'instar de nombreuses autres communes du Grand-Duché.
Chaque année ça permet de rassembler les citoyens et les amoureux de divers sports et de découvrir ainsi de nouvelles pratiques plus ou moins connues. Ainsi, lors de la première année, j'ai même pu découvrir l'Acroyoga, sport que je n'aurais pas osé tester si je n'avais pas rencontré ce groupe de jeunes Yogis motivés.

Chaque année notre groupe de cours de collectifs de Yoga de la Commune présente également fièrement ce qu'il a appris au cours de la dernière année, et recrute ainsi de nouvelles personnes pour l'année suivante. Cela permet d'ôter la peur de certaines personnes : la peur de ne pas être à la hauteur, la peur d'être jugé par les autres, la peur de se ridiculiser...

Le sport et la nuit du sport en particulier, permettent de rencontrer de nouvelles personnes de tous les milieux et de tous les intérêts. Je pense que c'est ce qui rend cet exercice si merveilleux.

Im Stehen – Standing pose – Debout– Am Stoen

Warm-up – Im Stehen – Standing pose – Debout – Am Stoen

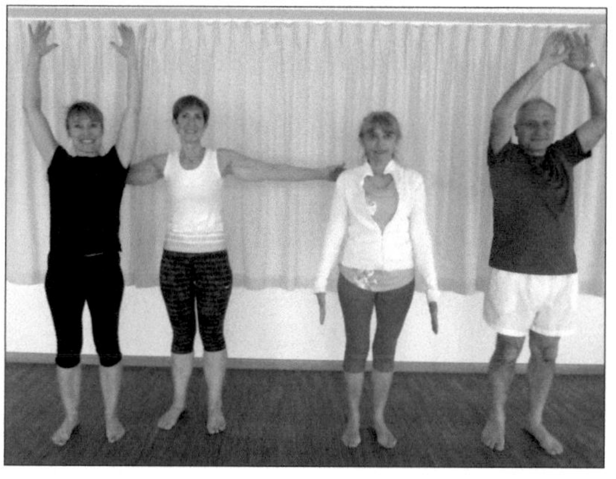

D: Einatmen, ausatmen mit Armkreis links-rechts, im Stehen.

E: Inhale, exhale with arm circle

F: Inspire, expire avec grand cercle des bras

L: Anootmen, ausootmen, d'Äerm kreesen no lénks-riets

8×

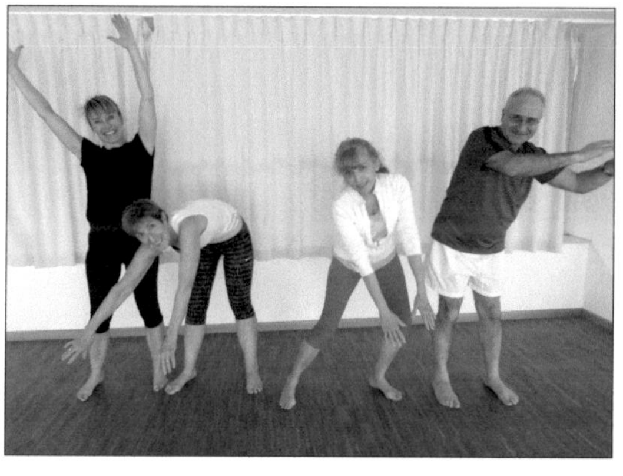

D: Beidarmiger Armkreis rechts mit Schritt rechts, dann links wiederholen, dazu einatmen und ausatmen.

E: Big arm circle with both arms, step right, then step left, inhale and exhale

F: Grand cercle des deux bras, pas à droite, pas à gauche, inspire et expire

L: Groussen Aarmkrees mat zwee Äerm, Schrëtt riets, Schrëtt lénks, anootmen, ausootmen

8 ×

D: Standwaage nach vorn, Arme zur Seite, rechtes Bein, dann linkes Bein, im Wechsel. Dann Arme in den Rücken. Einatmen, Ausatmen.

E: Balance on one leg leaning forward (airplane pose), arms side, right leg, then left leg, changing. Then arms in the back. Inhale, exhale.

F: Position de l'avion, bras sur le côté, jambe droite, puis jambe gauche, en changeant. Puis bras dans le dos. Inspire, expire.

L: Standwo no vir, d'Äerm zur Säit, riets Been, lénks Been, wiesselen. Dann d'Äerm an de Réck. Anootmen, ausootmen.

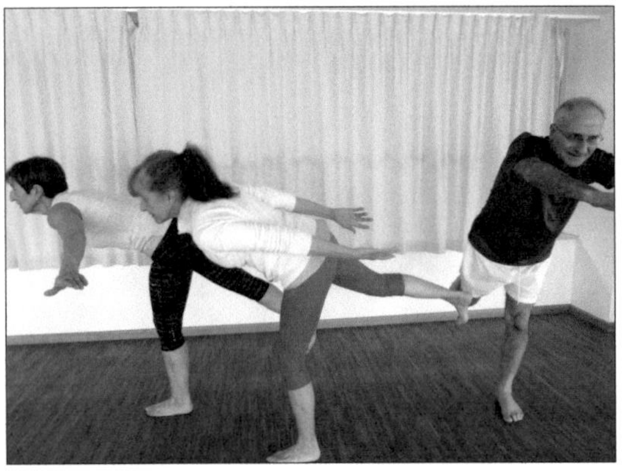

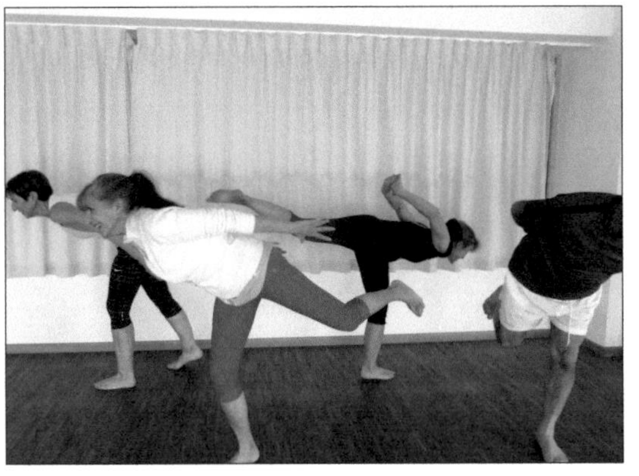

8 ×

D: Standwaage zur Seite. Dann ganz zur Seite drehen in den „Krieger". Dann die Arme höher bis zum Maximum. Dann zur Mitte drehen und zur anderen Seite.

E: Balance on one leg leaning to the side. Then turn completely to the side into the 'warrior' pose. Raise your arms until maximum. Then turn back to the middle and then to the other side.

F: Position de l'avion, Puis tourner de côté en position 'guerrier', soulever les bras jusqu'au maximum. Puis revenir au centre et puis de l'autre côté.

L: Standwo op d'Säit. Da ganz op d'Säit dréien wéi e ‚Kriiger', dono d'Äerm hiewen sou héich et geet. Zur Mëtt an dono zur aner Säit dréien.

4 ×

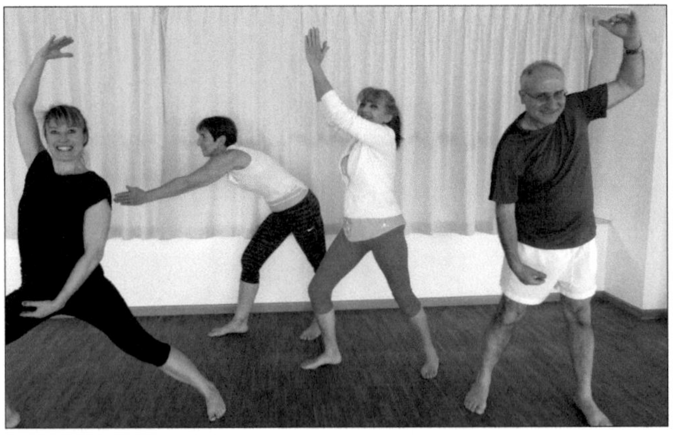

D: Beide Arme hochführen, über Kopf (einatmen) und hinter den Kopf (ausatmen). Wieder zurück. Ganzkörperbeuge nach vorn, mit den Händen auf den Boden und wieder zurück über Kopf und hinter den Kopf. Beide Hände auf den Boden, dann in den Rücken, aufrichten (einatmen), nach vorn beugen (ausatmen). Dann beide Hände (die Handflächen) auf den Rücken legen, nach rechts gedreht. Dann nach links gedreht.

E: Both arms over head (inhale), behind head (exhale). Reverse. Bend to the front, touch the ground with both hands, move hands over head and behind head. Touch both hands on the ground, then put them on your back, turn to the right, then to the left.

F: Soulève les 2 bras au-dessus de la tête (inspire), puis derrière la tête (expire) et retour. Puis penche-toi vers l'avant, touche le sol avec les 2 mains, soulève les 2 bras au-dessus de la tête et derrière la tête. Puis touche par terre avec les 2 mains, puis mets les 2 mains dans le dos. tourne à droite, puis tourne à gauche.

L: Déi 2 Äerm iwwert de Kapp (anootmen), an hannert de Kapp (ausootmen). Erëm zeréck. No vir bécken, mat den 2 Hänn op de Buedem, an erëm zeréck iwwert de Kapp an hannert de Kapp. Dann déi 2 Hänn op de Buedem, dono déi 2 Hänn op de Réck, sech opriichten (anootmen), sech no vir bécken (ausootmen). Dann déi 2 Hänn op de Réck leeën, dréien no riets an no lénks.

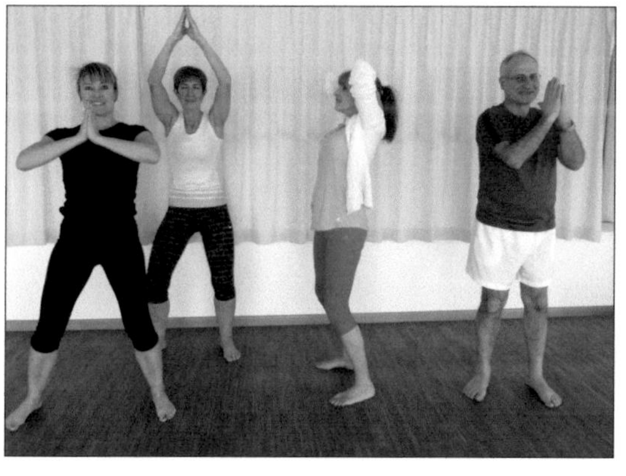

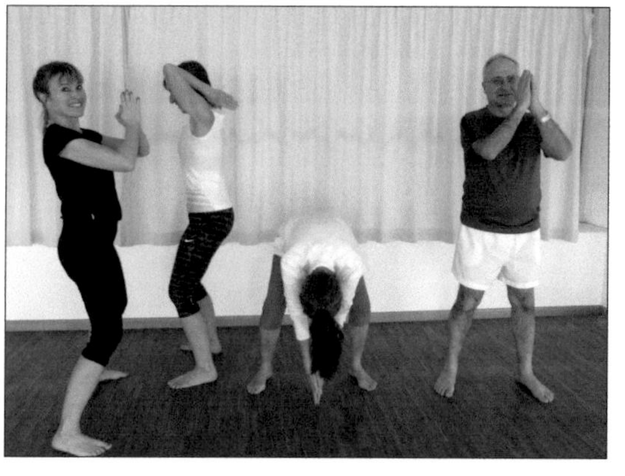

Probleme wegwerfen – Set aside your problems – Jeter des problèmes – Problemer ewechgehaien

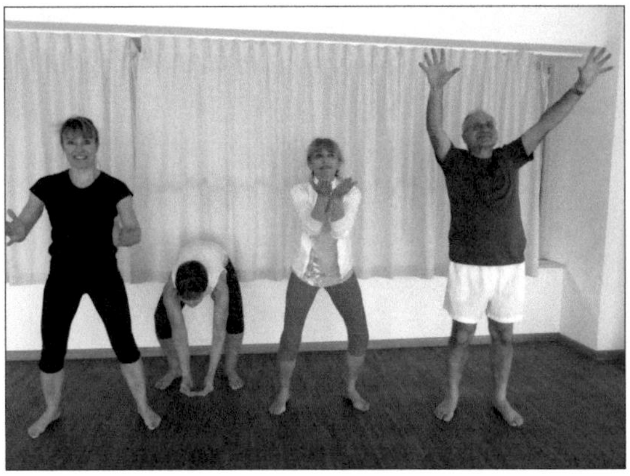

D: In die Knie gehen, mit den Armen Wasser fassen und nach oben wegschieben, dabei die Beine strecken.

E: Bend your knees, grab water with your arms, and push away high, legs straight.

F: Plier les genoux, prendre de l'eau avec les bras et pousser vers le haut, tout en tendant les jambes.

L: An d'Knéi goen, mat den Äerm Waasser huelen an no uewen geheien, dobäi d'Bee strecken.

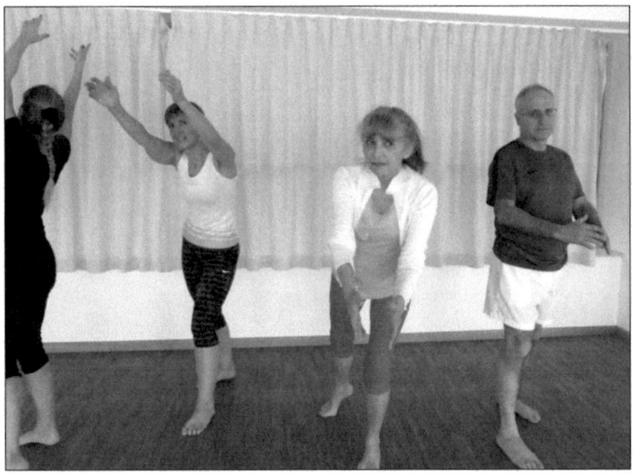

D: Mit rechtem Bein Pendelschritt rückwärts- und vorwärtsmachen. Linkes Bein bleibt am Platz. Hinten weit nach oben strecken und einatmen, nach vorn leicht beugen, wegwerfen und ausatmen. Mit linkem Bein wiederholen.

E: Pendulum step with right leg, front and back. Left leg stays in position. Stretch high in the back (inhale), small in the front (exhale) and throw away your problem. Repeat left.

F: Pas de pendule avec la jambe droite devant derrière. La jambe gauche reste sur place. Etire haut à l'arrière (inspire), petit vers l'avant (expire) et jette ton problème Répète à gauche

L: Mam rietse Been Pendelschrëtt no vir an no hannen. D'lénks Bee bleift op der Plaz. Hanne grouss strecken (anootmen), vir kleng (ausootmen) an ewechgeheien. Dann datselwecht op lénks

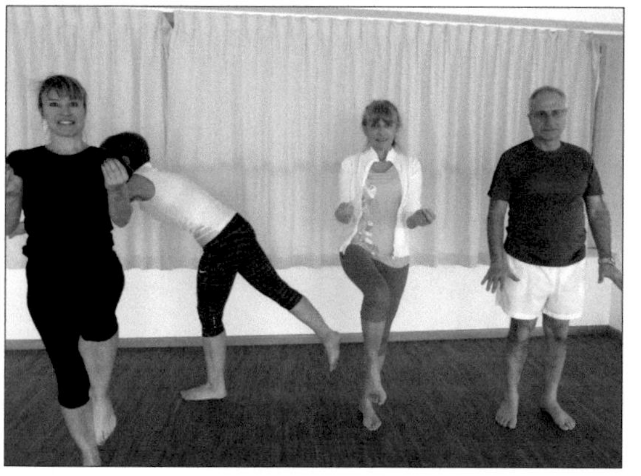

D: Rechtes Bein vorn angewinkelt anziehen, nach hinten durchstrecken, nach vorn ziehen und wieder absetzen. Mit linkem Bein wiederholen. Dann mit geschlossenen Augen üben.

E: Bend right leg, move to the back, bend forwards, and put back on floor. Repeat left leg. Then exercise with eyes closed.

F: Plie la jambe droite devant, tends vers l'arrière, plie vers l'avant et repose par terre. Répéter avec la jambe gauche. Puis s'entraîner avec les yeux fermés.

L: D'riets Been no vir uwénkelen, no hanne strecken, no vir béien an erëm opstellen. Mam lénkse Been widderhuelen. Da mat den Aen zou.

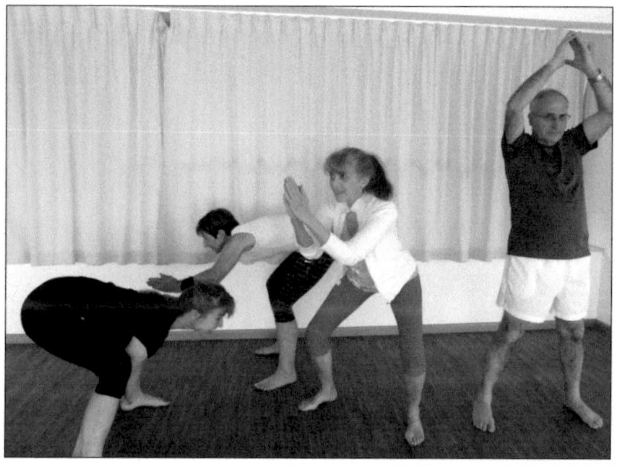

D: Tisch-Stand. Squat-Stellung. Beide Hände gehen an die Fersen, der Rücken ist ganz gerade und flach wie ein Tisch. Bleiben. Die Arme nach vorn. Wieder aufrichten.

E: Table pose. Squat pose. Both hands go to your heels, the back is straight and flat like a table. Remain. Move the arms to the front. Come back to standing pose.

F: Position de table. Position Squat. Les deux mains vont aux talons, le dos est droit et plat comme une table. Rester. Mets les mains devant. Reviens debout.

L: Dësch-Stand. Squat Stellung. Déi zwou Hänn ginn op d'Feeschten, de Réck ass riicht a flaach wéi en Dësch. Bleiwen. D'Äerm no vir bréngen. Erëm opriichten.

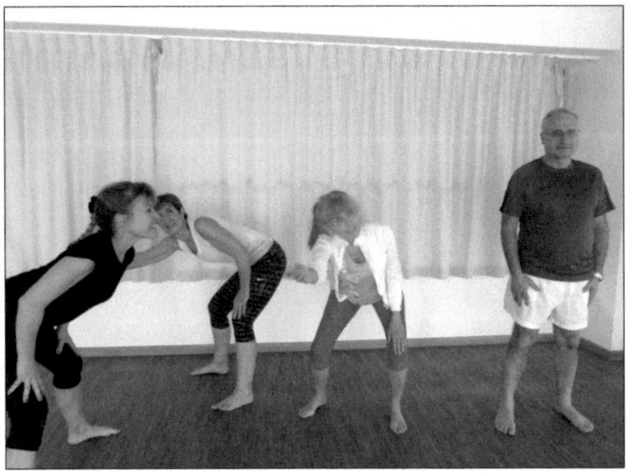

D: Squat-Stellung. Rechten Arm und den Oberkörper nach vorn tief ziehen. Wieder aufrichten. Mit linkem Arm wiederholen. Dann: dasselbe, dabei den Kopf zur Decke drehen.

E: Squat pose. Pull right arm and upper body forward and down. Come back up. Repeat left arm. Then the same movement while turning your head to the ceiling.

F: Position Squat. Tire le bras droit et le buste vers l'avant et le bas. Revenir debout. Répéter avec bras gauche. Puis: le même mouvement en tournant la tête vers le plafond.

L: Squat-Stellung. Zéi de rietsen Aarm an den Uewerkierper no vir erof. Erëm opriichten. Mam lénken Aarm widderhuelen. Dann: Datselwecht mam Kapp zum Plafong gedréint.

Rückentanz – Back dance – Danse du dos – Réckendanz / Bauchtanz – Belly danse – Danse du ventre – Bauchdanz

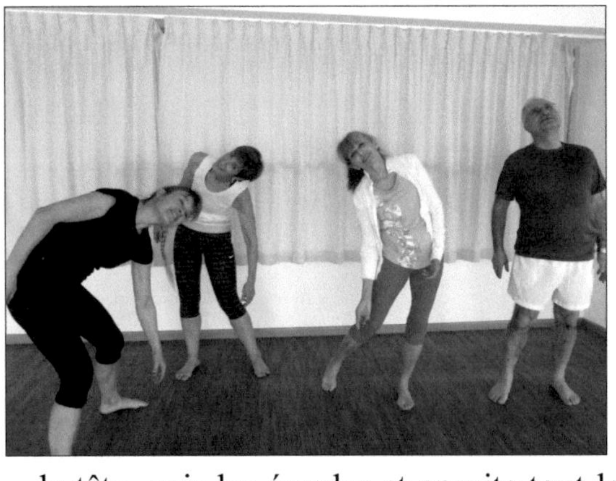

D: Rückentanz. Du bewegst zuerst den Kopf, dann die Schultern dazu, dann den ganzen Rücken. Eine Weile nur für dich und deinen Rücken.

E: Back dance. You start moving your head, then your shoulders and then the entire back. Quality time for you and your back.

F: Danse du dos. Bouges d'abord la tête, puis les épaules et ensuite tout le dos. Quelques instants pour toi et ton dos.

L: Réckendanz. Fir d'éischt beweegs du däi Kapp, dann d'Schëlleren an dann de ganze Réck. E bëssen Zäit fir dech an däi Réck.

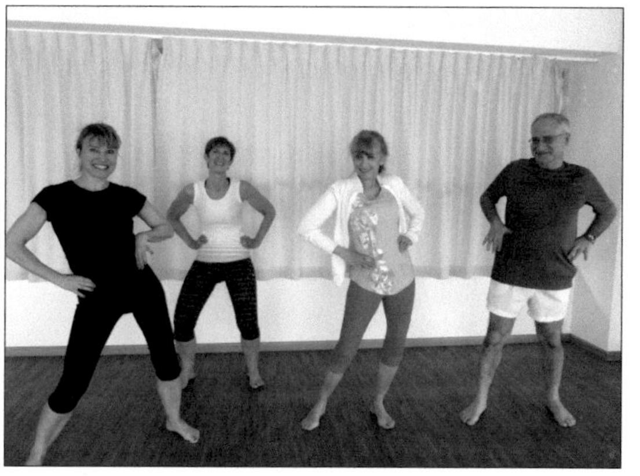

D: Bauchtanz. Nach dem Rückentanz gehst du in den Bauchtanz über. Große Kreise mit dem Becken nach rechts, dann Richtungswechsel nach links. Dabei den Nabel fest anziehen nach vorn. Dann: Hüfte nach rechts und links kippen. Dann: Hüfte nach vorn und hinten kippen.

E: Belly dance. After the 'back dance' we go on to the 'belly dance'. Big circle with your hips / pelvis to the right, then left. Then tilt to the side: right – left. Then tilt front – back.

F: Danse du ventre. Après la 'danse du dos' tu enchaînes avec la 'danse du ventre'. Rentre bien le nombril. Puis bouger les hanches de gauche à droite, puis devant – derrière.

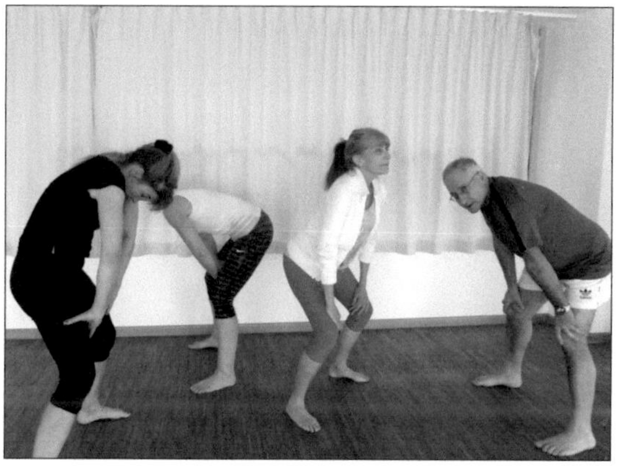

L: Bauchdanz : No dem 'Réckendanz' méchs du de 'Bauchdanz'. Krees deng Hëften no riets an no lénks. Den Nuebel fest anzéien. Dann d'Hëft no lénks an no riets kippen. Dono de Becke kippe vun hannen no vir.

D: Nach dem Kippen des Beckens nach vorn und hinten, die beiden Arme auf die Innenseite der Oberschenkel legen: Rundrücken (ausatmen), Kopf und Gesäß anziehen. Danach fließend in den Hohlrücken (einatmen), Kopf und Gesäß nach hinten.

E: After the front to back hip tilts, put both arms on the inner thighs: hunch back (exhale), tuck in head and hips. Then hollow back (inhale), head and hips back.

F: Après avoir bougé les hanches à droite et à gauche, tu mets les deux mains à l'intérieur de tes cuisses: dos courbé (expire), rentre la tête et les fesses, dos creux (inspire), tête et fesses à l'arrière.

L: Nom Kippe vum Becken no vir an no hannen, lee deng zwou Hänn bannen op d'Uewerschenkel: Ronne Réck (ausootmen), Kapp an Hënner anzéien. Dann en huele Réck (anootmen), Kapp an Hënner no hannen.

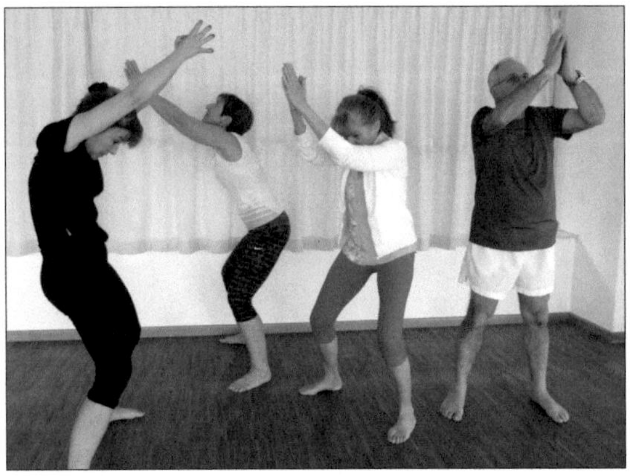

D: Dasselbe wiederholen mit den Armen in Hochhalteposition. Die Arme bewegen sich nicht. Rundrücken (ausatmen), Kopf und Gesäß anziehen. Danach fließend in den Hohlrücken (einatmen), Kopf und Gesäß nach hinten.

E: Repeat the same with both arms high. Your arms do not move, hunch back (exhale), tuck in head and hips. Then hollow back (inhale), head and hips back.

F: Répète le même mouvement avec les bras levés : dos courbé (expire), rentre la tête et les fesses, dos creux (inspire), tête et fesses à l'arrière.

L: Maach déi selwecht Übung mat den Äerm an der Luucht : Ronne Réck (ausootmen), Kapp an Hënner anzéien. Da maach en huele Réck (anootmen), Kapp an Hënner no hannen.

D: Rechtes Bein nach vorn in den Ausfallschritt. Dasselbe wiederholen mit den Armen in Hochhalteposition. Die Arme bewegen sich nicht. Rundrücken (ausatmen), Kopf und Gesäß anziehen. Danach fließend in den Hohlrücken (einatmen), Kopf und Gesäß nach hinten. Wiederholen mit linkem Bein nach vorn.

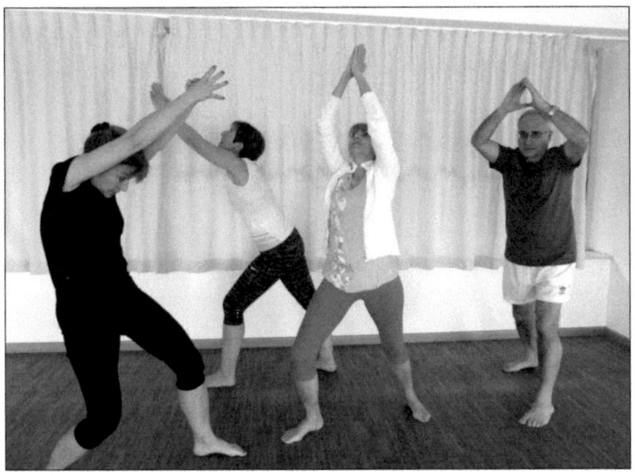

E: Step with the Right leg forward into a lunge. Repeat the same with both arms high. Your arms do not move, hunch back (exhale), tuck in head and hips. Then hollow back (inhale), head and hips back.
Then repeat with left leg forward into a lunge step.

F: Un pas devant avec la jambe droite. Répète le même mouvement avec les bras levés: dos courbé (expire), rentre la tête et les fesses, dos creux (inspire), tête et fesses à l'arrière.

L: Maach ee Schrëëtt mam rietse Been no vir. Maach elo déi selwecht Übung wéi virdrun mat den Äerm an der Luucht : Ronne Réck (ausootmen), Kapp an Hënner anzéien. Dann en huele Réck (anootmen), Kapp an Hënner no hannen.

Armschwünge – Arm swings – Lancer les bras – Aarmschwong

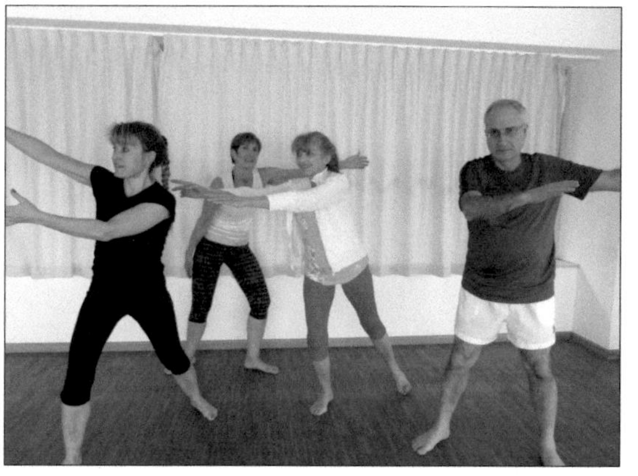

D: Armschwingen vor dem Körper, mit rechtem Arm. **8** ×. Wiederholen mit linkem Arm. **8** ×
Wiederholen mit beiden Armen. **8** ×

E: Arm swings in front of the body: right arm. 8x. Repeat with left arm, **8** ×. Repeat with both arms.

F: Lancer le bras devant le corps: bras droit. 8x. Répète avec le bras gauche. **8** ×. Répète avecles deux bras.

L: Aarmschwong virum Kierper, mam rietsen Aarm. **8** ×. Widderhuelen mam lénksen Aarm. **8** ×. Widderhuelen mat deenen zwee Äerm. **8** ×.

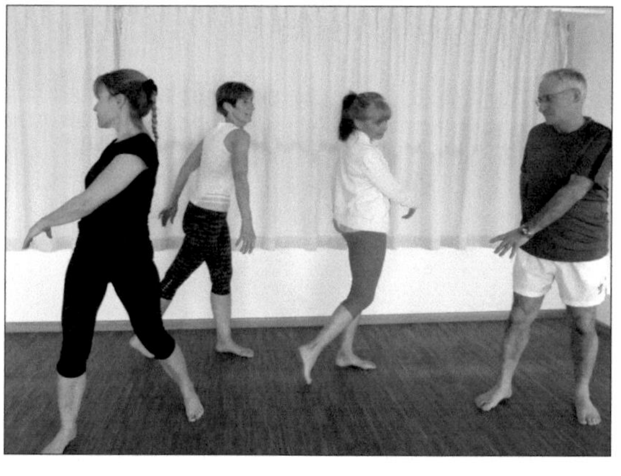

D: Armschwingen rechts und links gegengleich neben dem Körper. **8** ×
Wiederholen Armschwingen rechts und links parallel neben dem Körper. Schön nach vorn ziehen. **8** ×

E: Move right and left arms in opposite directions alongside the body. 8x. Repeat parallel. Stretch well in front.

F: Lancer les bras droit et gauche dans des directions contraires le long du corps. 8x. répète en parallèle. Etire-toi bien vers l'avant.

L: Aarmschwong riets a lénks laanscht de Kierper. **8** ×. Widderhuelen: parallel. Maach dech schéi laang no vir!

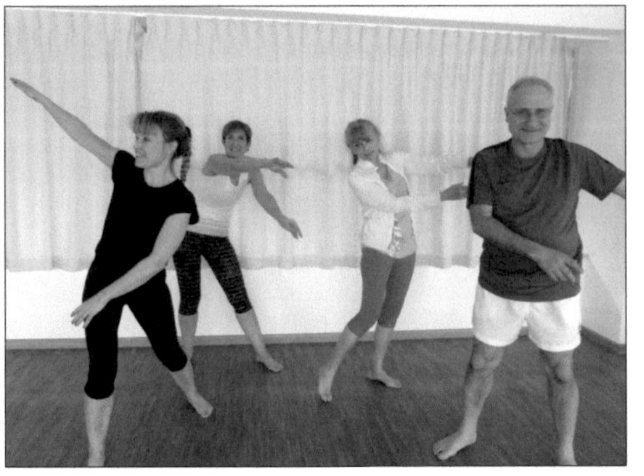

D: Armschwingen mit Drehung nach hinten rechts und links neben dem Körper. **8** ×

E: Arm swings with turns to the right and left of your body. **8** ×

F: Lancer des bras en tournant à gauche et à droite du corps. **8** ×

L: Aarmschwong no hanne riets a lénks laanscht de Kierper. **8** ×

D: Aus diesem Schwung größere Schwünge machen in den Achterschwung. **8** ×

E: From this movement make bigger arm swings until making a figure of eight. **8** ×

F: A partir de ce mouvement, fais des ronds de plus en plus grands jusqu'à faire un huit **8** ×

L: D'Äerm ëmmer méi wäit schwéngen an dann eng Aachtchen dréien. **8** ×

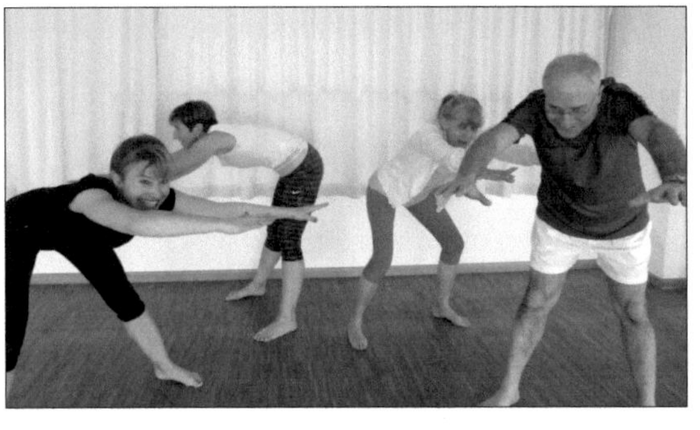

D: Flache Armschwünge vor dem Körper, wie eine Glasplatte wischen. **8** ×

E: Flat arm swings in front of the body, like cleaning a window. 8x

F: Lancer les bras à plat devant le corps, comme pour nettoyer une vitre. **8** ×

L: Schwenk deng Äerm flaach virum Kierper, wéi wann s du géings eng Glasplack botzen. **8** ×.

Kopf – Head – Tête – Kapp

D: Den Kopf nach vorn tief und dann nach oben hoch bewegen. **8** ×
E: Move your head down and up. **8** ×
F: bouge ta tête en bas et en haut. **8** ×
L: De Kapp déif no vir an héich no hanne beweegen. **8** ×

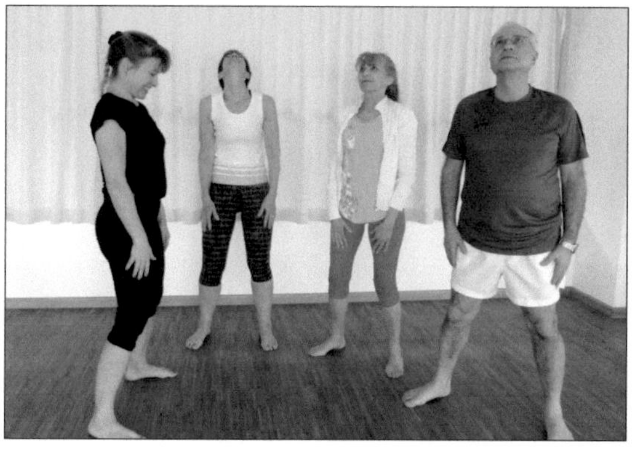

D: Den Kopf rechts und dann nach links bewegen. **8** ×
E: Move your head from right to left. **8** ×
F: Bouge ta tête de droite à gauche **8** ×
L: Dréi de Kapp vu riets op lénks. **8** ×

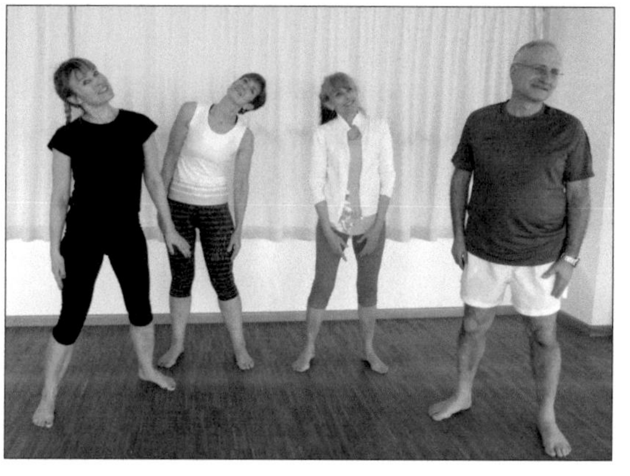

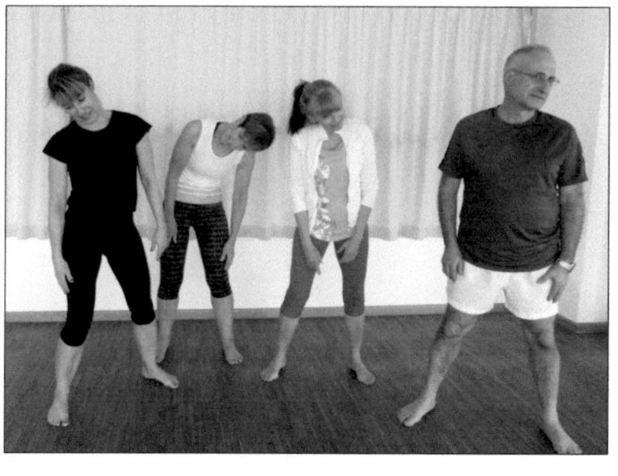

D: Den Kopf vor dem Körper pendeln. **8** ×
E: Sway your head in front of your body. **8** ×
F: Balance ta tête devant le corps. **8** ×
L: Looss de Kapp virum Kierper hin an hier pendelen. **8** ×

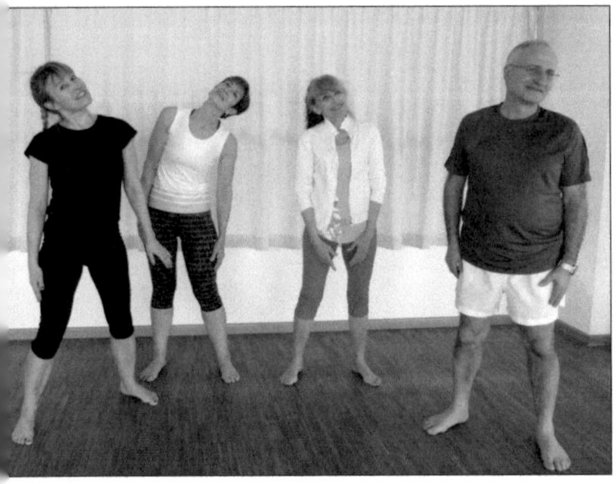

D: Den Kopf vor dem Körper pendeln, nach rechts, nicken, nach links pendeln, nicken. **8** ×
E: Sway your head in front of your body, to the right, nod, to the left, nod. **8** ×
F: Balance ta tête devant le corps, à droite, hocher la tête, à gauche, hocher la tête. **8** ×
L: Looss de Kapp virum Kierper pendelen, no riets, Kapp hänke loossen, no lénks, Kapp hänke loossen. **8** ×

D: Den Kopf nach rechts zur Seite drehen, nach links zur Seite drehen. **8** ×
E: Turn your head to the right, then to the left. **8** ×
F: Tourne la tête à droite, puis à gauche. **8** ×
L: Dréi de Kapp no riets, dann no lénks. **8** ×

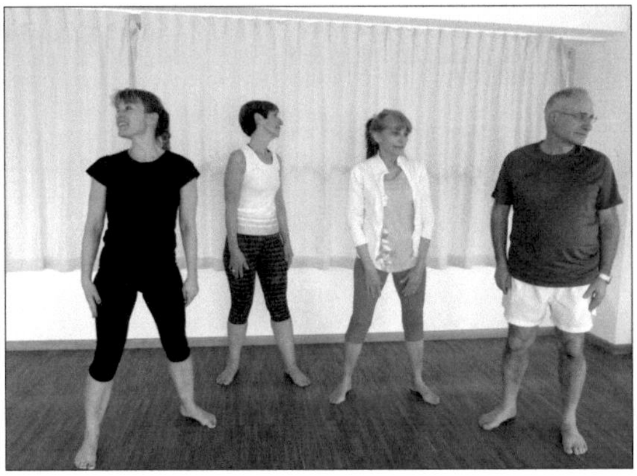

Vorbereitung aufs Sonnengebet – Preparation for the Sun Salutation – Préparation à l'adoration au soleil – Virbereedung op d'Sonnegebiet

D: Rechter Fuß mit rechter Hand, linker Arm zieht gestreckt nach vorn. Wiederholen mit links.
E: Right foot with right hand, left arm stretches straight ahead. Repeat on left.
F: Pied droit avec main droite, le bras gauche tire droit devant. Répéter à gauche.
L: Lee deng riets Hand op de rietse Fouss a streck däi lénken Aarm no vir. Widderhuel ëmgedréit.

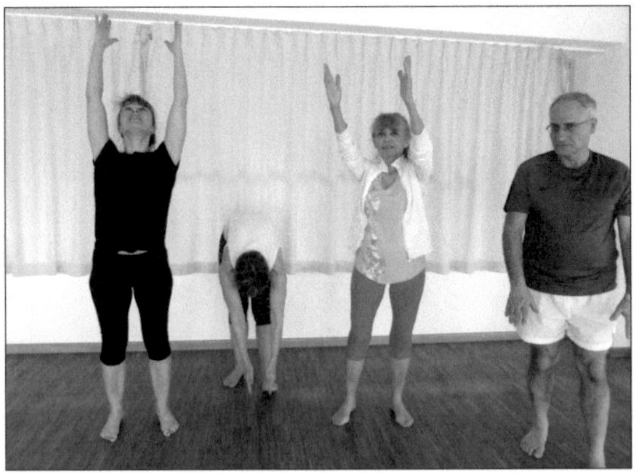

D: Rechter Fuß mit rechter Hand, linker Arm zieht gestreckt nach oben an die Decke. Wiederholen mit links.
E: Right foot with right hand, left arm stretches to the ceiling. Repeat on left.
F: Pied droit avec main droite, le bras gauche tire droit vers le plafond. Répéter à gauche.
L: Lee deng riets Hand op de rietse Fouss a streck däi lénken Aarm no uewe Richtung Plafong. Widderhuel ëmgedréit.

D: Rechter Fuß mit linker Hand, rechter Arm zieht gestreckt nach vorn. Wiederholen mit links.
E: Right foot with left hand, right arm is stretched forward. Repeat on left.
F: Pied droit avec main gauche, le bras droit tire droit vers l'avant. Répéter à gauche.
L: Lee deng lénks Hand op de rietse Fouss a streck däi rietsen Aarm no vir. Widderhuel ëmgedréit

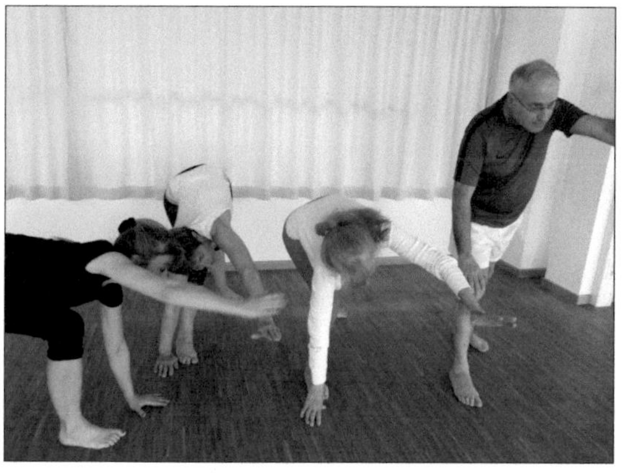

D: Rechter Fuß mit linker Hand, rechter Arm zieht gestreckt nach oben an die Decke. Wiederholen mit links.
E: Right foot with right hand, right arm stretches to the ceiling. Repeat on left.
F: Pied droie avec main droite, le bras droit tire droit vers le plafond. Répéter à gauche.
L: Lee deng lénks Hand op de rietse Fouss a streck däi rietsen Aarm no uewe Richtung Plafong. Widderhuel ëmgedréit.

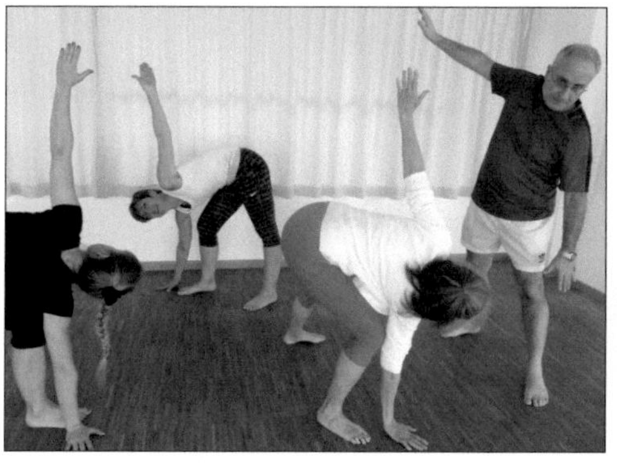

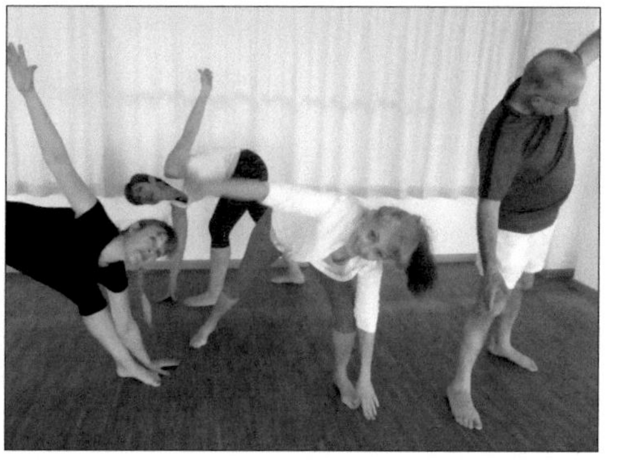

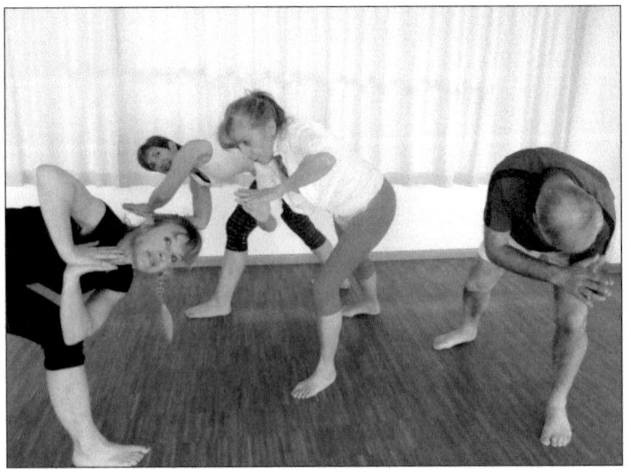

D: Hände zusammengepresst. Rechter Ellbogen geht an die Außenseite des rechten Oberschenkels, nach oben schauen. Wiederholen mit links.

E: Press both hands together. Right elbow goes to the outside of the right thigh, look up. Repeat left.

F: Comprimer les deux mains. Le coude droit va à l'extérieur de la cuisse droite, regarde le plafond. Répéter à gauche.

L: D'Hänn zesummepressen. De rietsen Ielebou geet no baussen op de rietsen Uewerschenkel, kuck op de Plafong. Lénks widderhuelen.

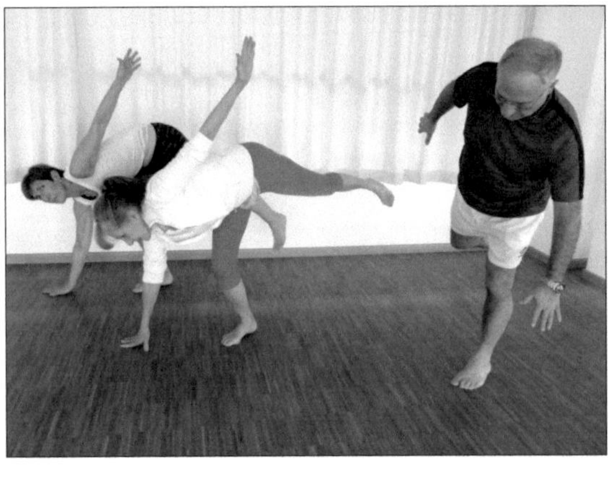

D: Halbmond rechts. Wiederholen mit links.

E: Half-moon to the right. Repeat left.

F: Demi-lune à droite. Répéter à gauche.

L: Hallefmound riets. Lénks widderhuelen.

Sonnengebet – Sun Salutation – Adoration au soleil – Sonnegebiet

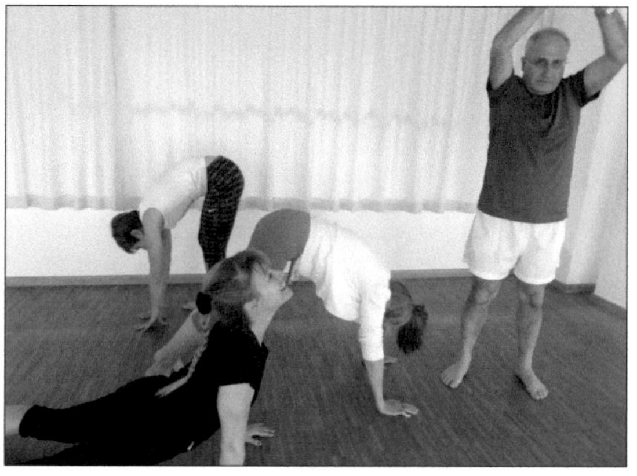

D: Sonnengebet. 8 ×
E: Sun salutation. 8x
F: Adoration au soleil. 8x
L: Sonnegebiet. 8x

D: Improvisation Sonnengebet, du machst, was du willst/kannst.
E: Sun salutation improvisation, you do what you want/can.
F: Adoration au soleil, tu fais ce que tu veux/peux.
L: Improvisatioun Sonnegebiet, maach wat s du wëlls/kanns.

Atemübungen – Breathing exercices – Exercices de respiration – Otemübungen

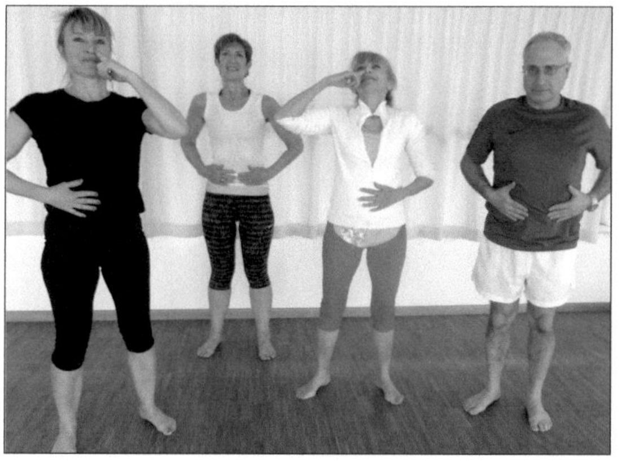

D: Beide Hände auf den Bauch. Ein- und ausatmen.
Durch die Nase einatmen, durch den Mund ausatmen.
Durch die Nase einatmen, durch die Nase ausatmen.
Durch den Mund einatmen, durch den Mund ausatmen.
E: Both hands on the belly. Inhale and exhale.
Inhale through the nose, exhale through the mouth.
Inhale through the nose, exhale through the nose.
Inhale through the mouth, exhale through the mouth.
F: Les deux mains sur le ventre. Inspire et expire.
Inspire par le nez, expire par la bouche.

Inspire par le nez, expire par le nez.
Inspire par la bouche, expire par la bouche.

L: Déi zwou Hänn op de Bauch, anootmen an ausootmen.
Anootmen duerch d'Nues, ausootmen duerch de Mond.
Anootmen duerch d'Nues, ausootmen duerch d'Nues.
Anootmen duerch de Mond, ausootmen duerch de Mond.

D: Mit einem Finger ein Nasenloch schließen. Die andere Hand liegt auf dem Bauch. Ein- und ausatmen.
Mit der Nase einatmen, mit dem Mund ausatmen.
Mit der Nase einatmen, mit der Nase ausatmen.

E: Close one nostril with one finger. The other hand on your belly. Inhale, exhale.
Inhale through the nose, exhale through the mouth.
Inhale through the nose, exhale through the nose.

F: Ferme une narine avec un doigt, l'autre main sur ton ventre. Inspire, expire.
Inspire par le nez, expire par la bouche
Inspire par le nez, expire par le nez;

L: Hal dir een Nueslach zou. Déi aner Hand op de Bauch, anootmen an ausootmen.
Anootmen duerch d'Nues, ausootmen duerch de Mond.
Anootmen duerch d'Nues, ausootmen duerch d'Nues.

Jetzt habe ich keine Lust mehr weiter zu übersetzen.
Ab jetzt bleibt der Text nur noch in Deutsch. 😊
From now on, I will not translate any more.
The class remains in German 😊
A partir de maintenant je n'ai plus envie de traduire.
Le cours restera donc en langue allemande 😊
Vun elo un hunn ech keng Loscht méi alles ze iwwersetzen.
De Cours bleift elo just op Däitsch 😊

Wobei wir mit dem „Aggressionsschrei“ anfangen! – Starting with the 'aggression cry'. – Commençons par le 'cri d'aggression'. – Mir fänke mam 'Aggressiounskreesch' un.

Aggressionsschrei

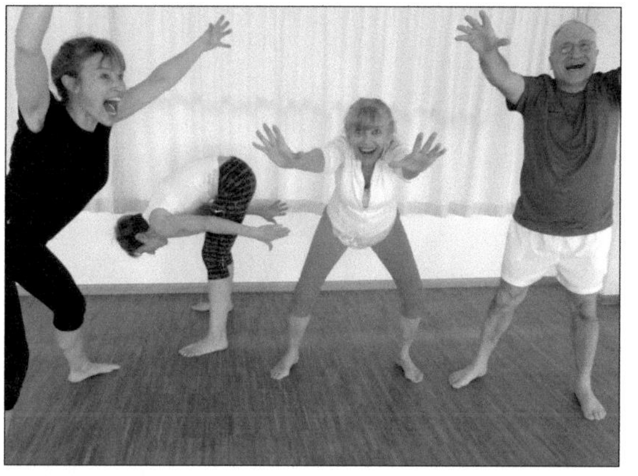

Klopfen und streichen
Mit den Händen den ganzen Körper vom Staub befreien: ausklopfen und dann wegstreichen.

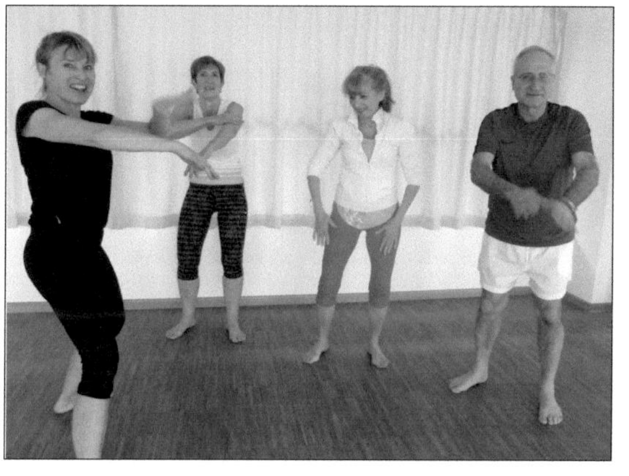

Massage: Eigenmassage
Ich massiere meine linke Hand, dann meine rechte Hand, den linken Arm, den rechten Arm, das linke Beine, das rechte Bein, den Nacken, den Kopf.

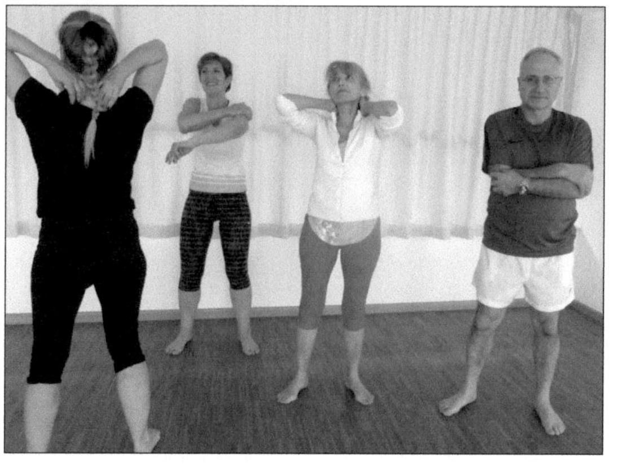

Hände – Les mains – Hands – D'Hänn

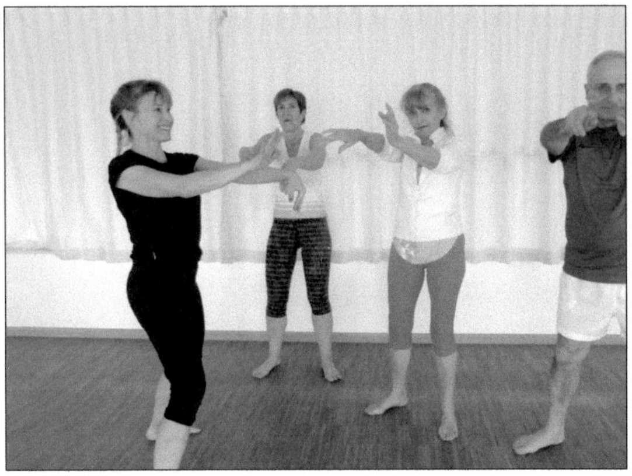

Die Hände im Handgelenk drehen, nach rechts, dann nach links.

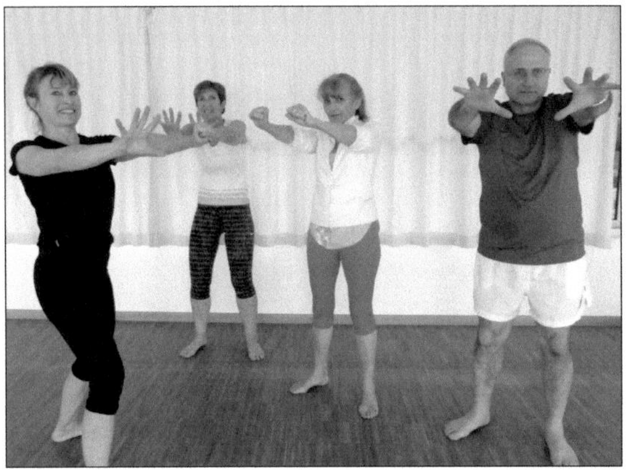

Die Hände auf- und zumachen.
Beide zusammen.
Eine Hand nach der anderen.

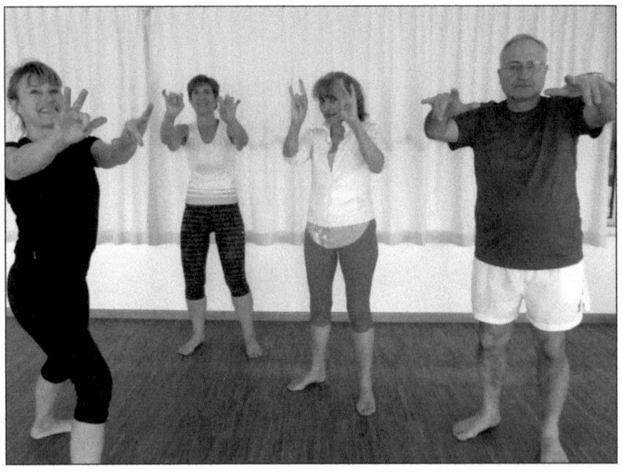

Die Finger auf- und zumachen.
Einen Finger nach dem anderen.

Die Finger kreisen, einen Finger nach dem anderen.

Die Hände kneten.

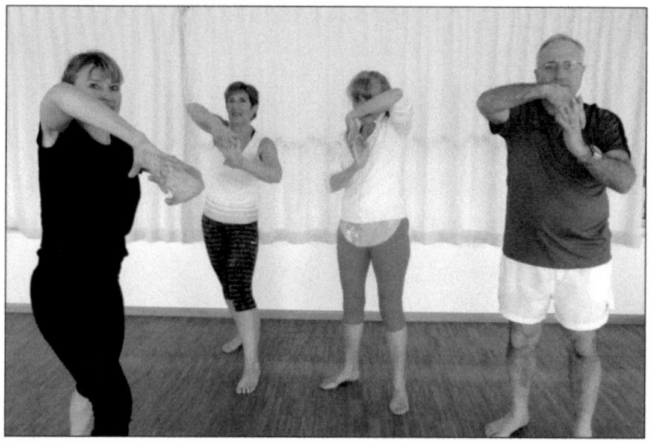

Schultern – Les épaules – Shoulders – D'Schëlleren

Die Schultern kreisen:
Rechte Schulter nach vorn, dann linke Schulter.
Rechte Schulter nach hinten, dann linke Schulter.
Beide Schultern nach vorn.
Dann beide Schultern nach hinten.

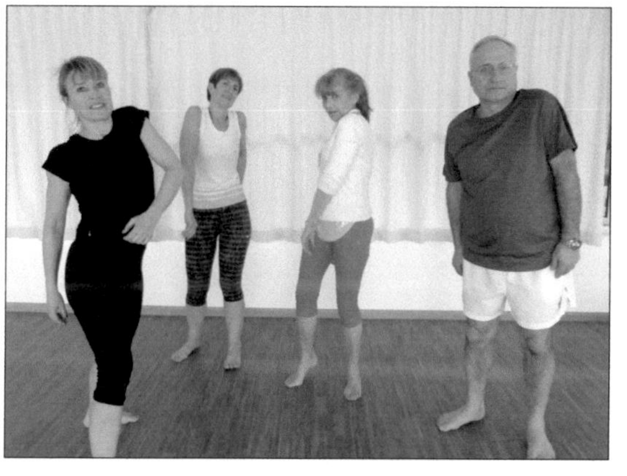

Die Schultern nach vorn/hinten schieben:
Rechte Schulter nach vorn, dann linke Schulter.
Rechte Schulter nach hinten, dann linke Schulter.
Beide Schultern nach vorn.
Dann beide Schultern nach hinten.

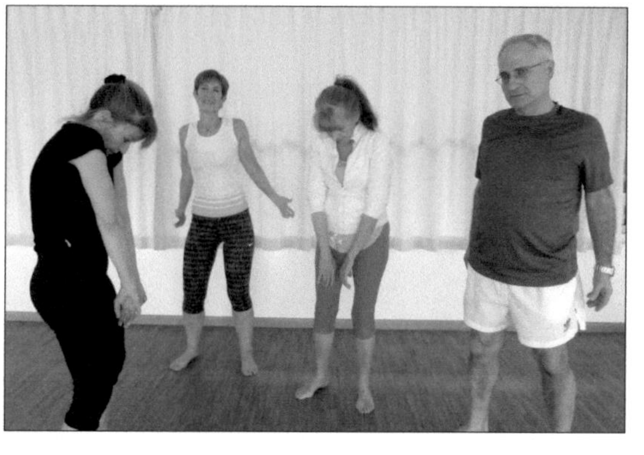

Die Schultern nach oben/unten schieben:
Rechte Schulter nach oben, dann linke Schulter.
Rechte Schulter nach unten, dann linke Schulter.
Beide Schultern nach oben.
Dann beide Schultern nach unten.

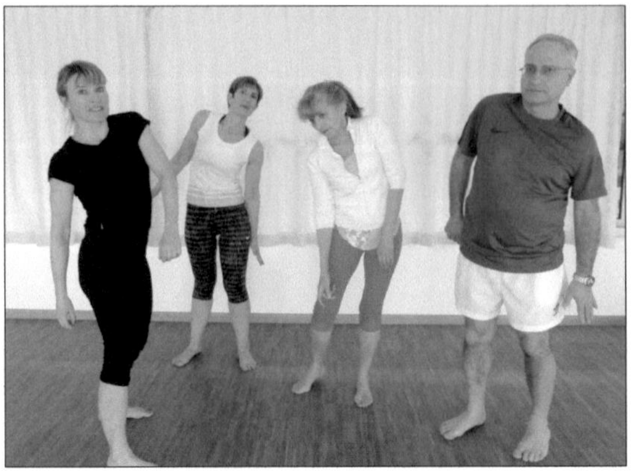

Im Sitzen – Au sol – Floor work – Am Sëtzen

Kräftigung Bauchmuskeln – Abdominaux – Abdominals – Bauchmuskelen

Im Sitzen, verschiedene Sit-ups, mit einem Bein, mit beiden Beinen, langsam, schnell, mit Anhalten.

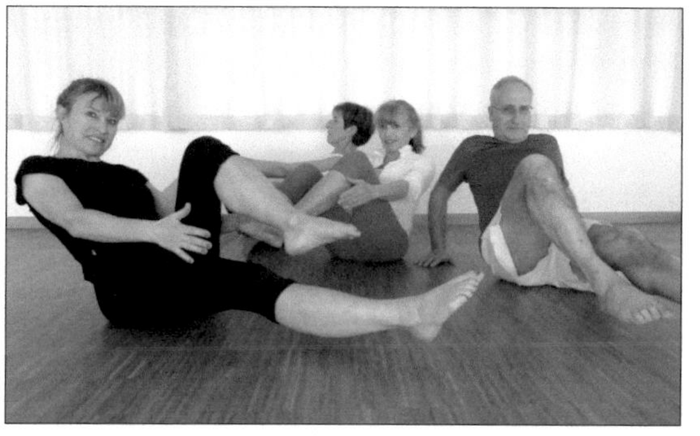

Ellbogen zum Knie, rechts zu links. Dann mit gestrecktem Bein bis tief Richtung Boden.

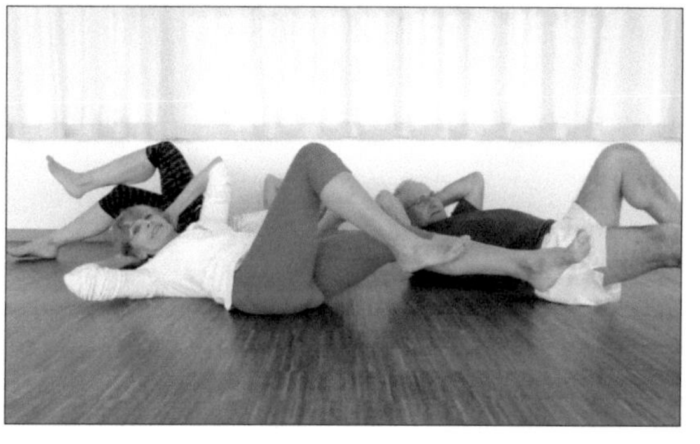

Rechtes Bein angewinkelt abgestellt. Linkes Bein kreist gestreckt.

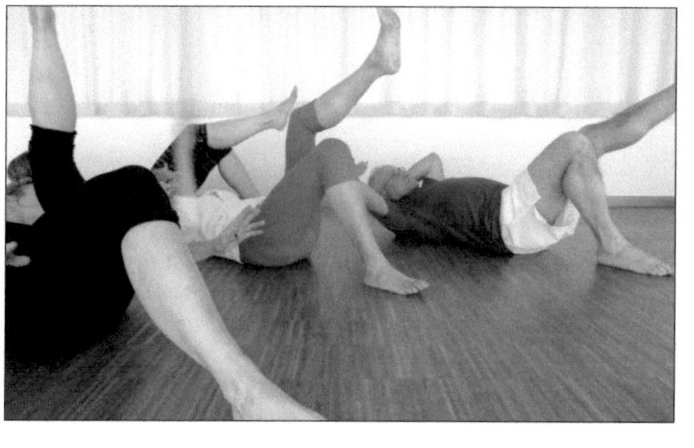

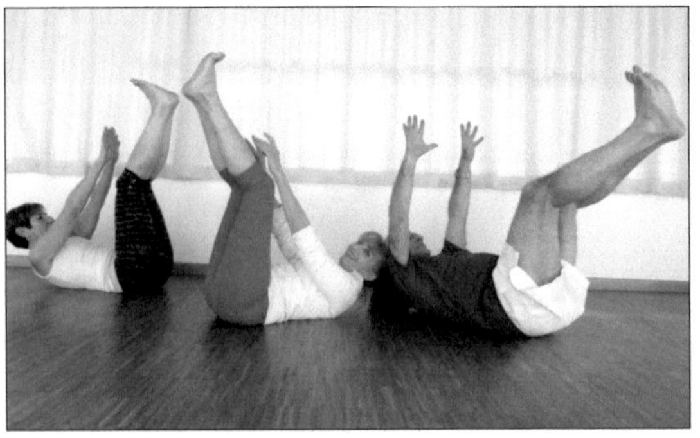

Rechter Arm und Oberkörper ziehen nach oben.
Linker Arm und Oberkörper ziehen nach oben.
Beine Arme und Oberkörper ziehen nach oben.

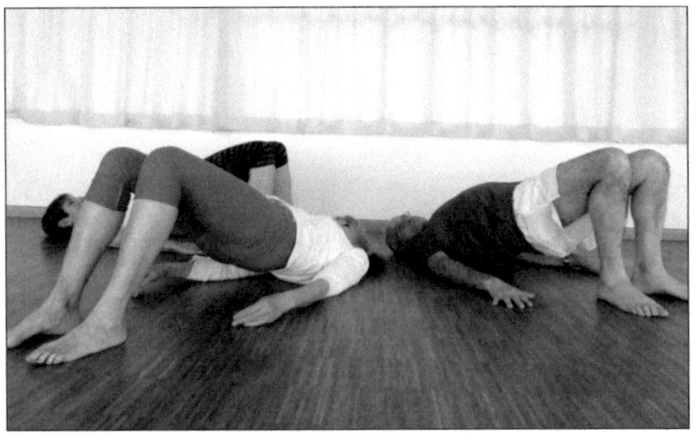

Verschiedene Hüftschwünge mit angehobenem Becken: von rechts nach links, von oben nach unten, kreisen von rechts nach links, von links nach rechts.

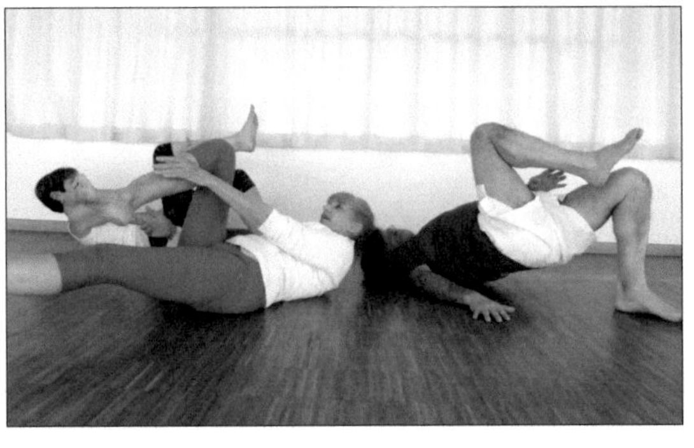

Mit angewinkelten Beinen mit rechter Hand und gestrecktem rechten Arm an die rechte Ferse greifen. Links wiederholen.

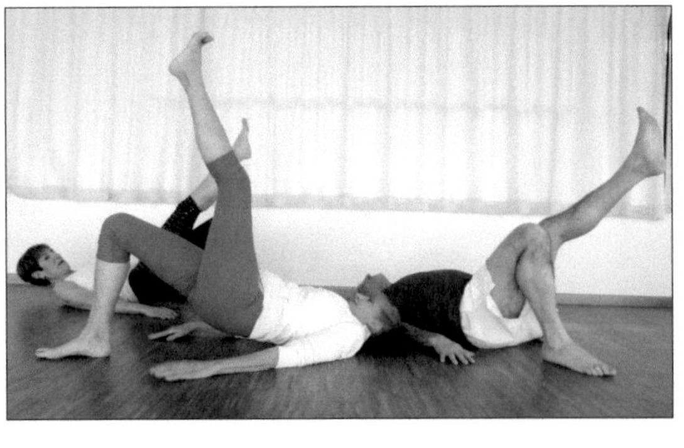

Rechtes Bein angewinkelt am Boden.
Linkes Bein gestreckt nach vorn kleine Bewegungen.
Dann linkes Bein gestreckt nach oben kleine Bewegungen.
Mit links wiederholen.

Kleine Rolle.
Aus der kleinen Rolle in den Kerzenstand.
Kleine Rolle – in den Kerzenstand – die Beine gestreckt nach hinten über Kopf auf den Boden.
Kleine Rolle …

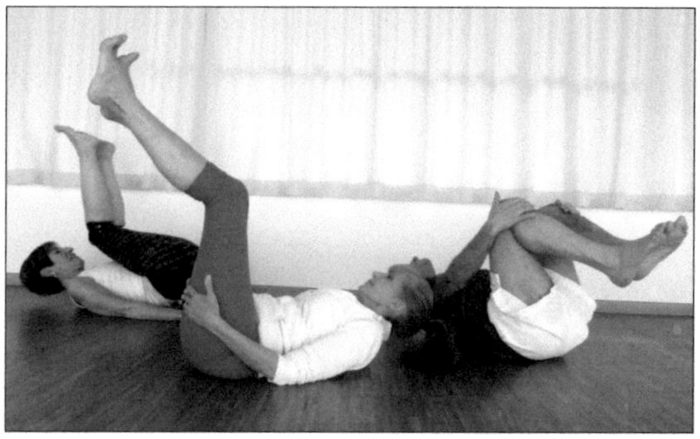

Kleine Rolle.
Aus der kleinen Rolle in den Kerzenstand.
Kleine Rolle – in den Kerzenstand – die Beine gestreckt nach hinten über Kopf auf den Boden.
Improvisation der Beine nach hinten oder oben.

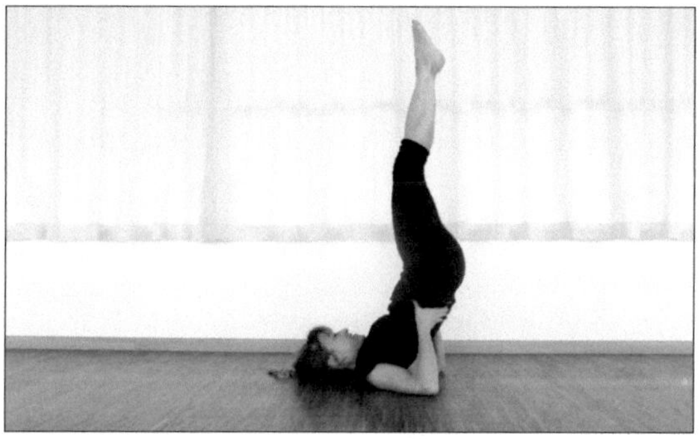

Auf dem Rücken liegend. Die Hüfte anheben. Das rechte Bein gestreckt nach vorn. Kleine Auf- und Abbewegungen.
Links wiederholen.
Dann das rechte Bein gestreckt nach oben. Kleine Auf- und Abbewegungen.
Links wiederholen.

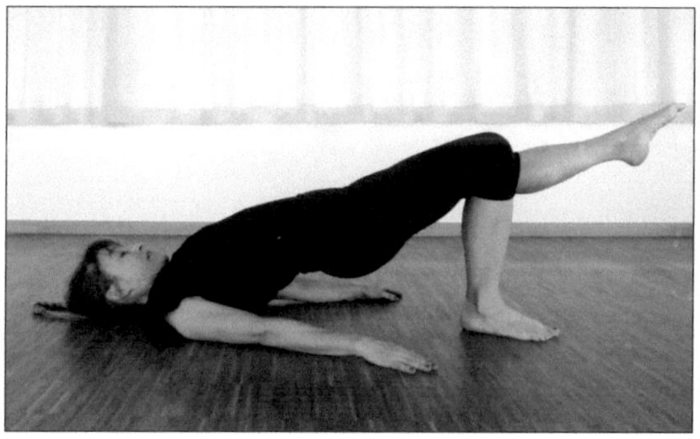

Auf dem Rücken liegend. Die Hüfte anheben. Die Knie öffnen und schließen. Die Hüfte ablegen.

8 × wiederholen

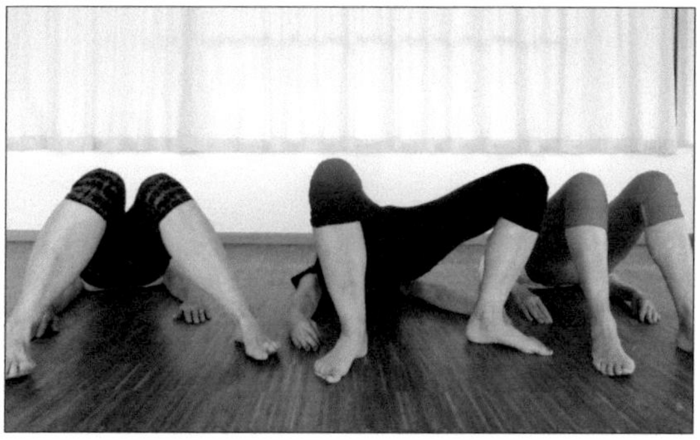

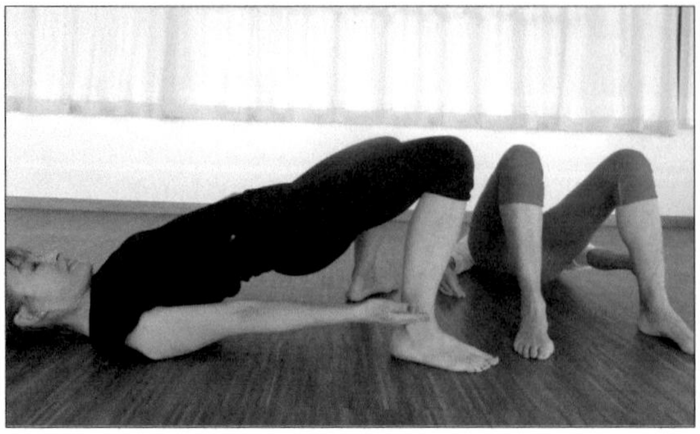

Im Liegen, Beine angewinkelt. Mit dem Oberkörper und den beiden Armen nach vorn oben an die Knie ziehen.
Auf 1 ×.
Auf 4 ×.
Dann die beiden Beine nach oben gestreckt. Mit dem Oberkörper und den beiden Armen nach oben ziehen.
1 ×, dann auf 4 ×.
Dann den Oberkörper und die beiden Arme nach rechts, und dann nach links.
Dann nach rechts, in die Mitte, nach links ziehen.
Dasselbe mit beiden Beinen auseinander und wieder schließen.

Kräftigung Seite – Côté – Side – D'Säit

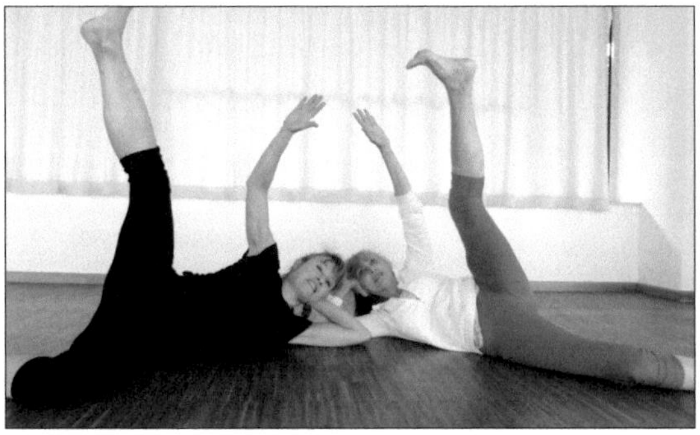

Auf der linken Seite liegen.
Verschiedene Bewegungen mit rechtem Arm und rechtem Bein.

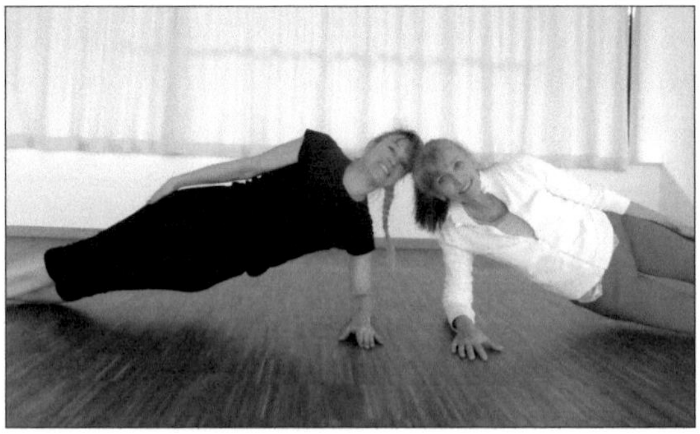

Auf der linken Seite: das Brett seitlich.
Dann: rechten Arm anheben.
Dann auch rechtes Bein anheben.

Kräftigung Rückenmuskulatur – Dos – Back – Réck

Auf dem Bauch liegend:
Kleine Cobra
Große Cobra
Sphinx
Schwan

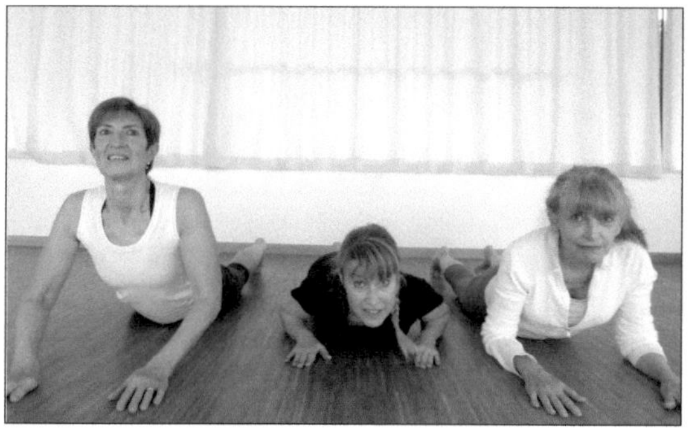

Kniestand: runder Rücken nach oben und nach unten.

Kniestand: runder Rücken nach oben und nach unten, in der Vorwärts- und Rückwärtsbewegung.

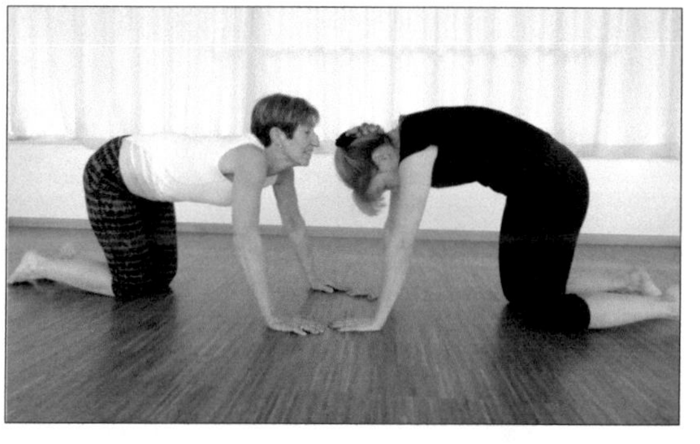

Kniestand: rechter Arm und linkes Bein gestreckt und dann zusammen. Dann linker Arm und rechtes Bein.

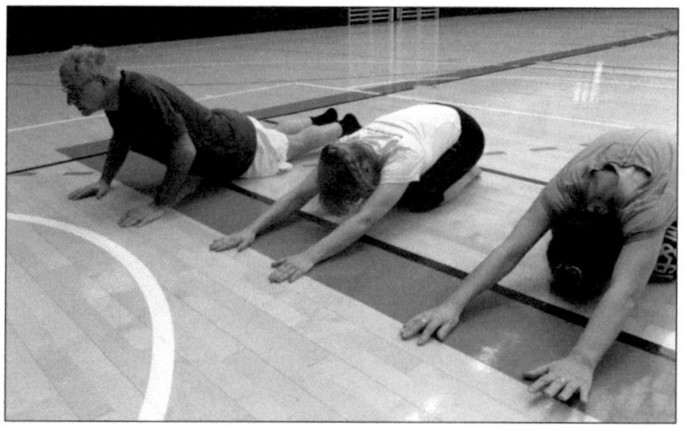

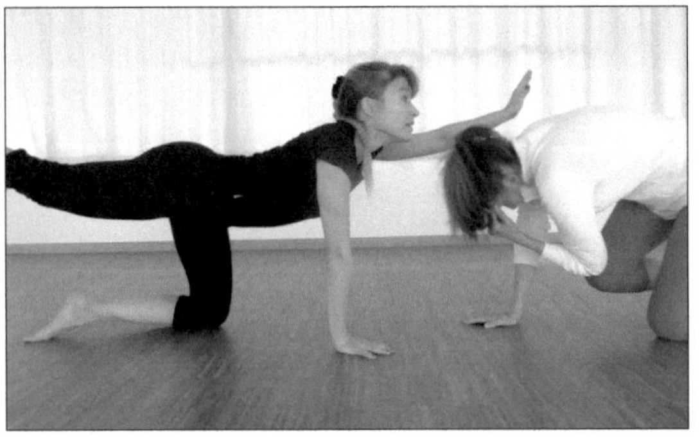

Kniestand: rechter Arm und linkes Bein gestreckt kleine Bewegungen auf und ab.

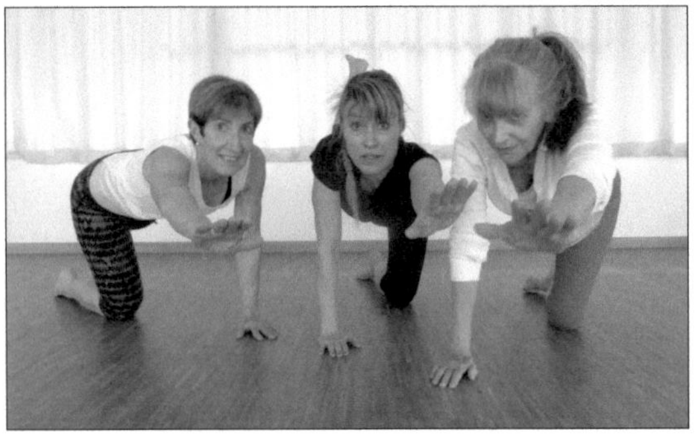

Kniestand: rechtes Bein gestreckt nach hinten kleine Auf-und-ab-Bewegungen.
Rechtes Bein gewinkelt nach oben Auf-und-ab-Bewegungen.

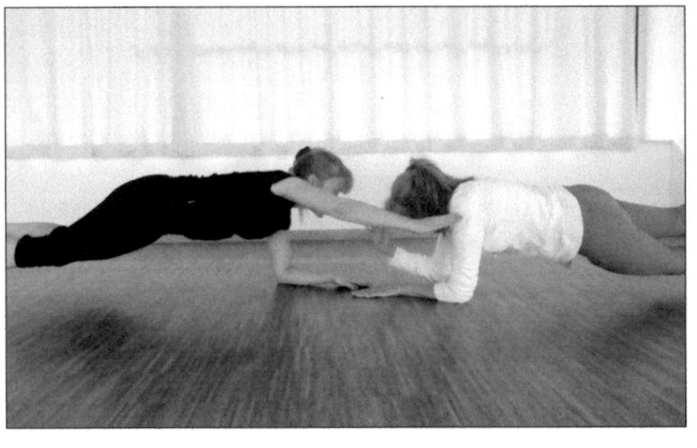

Flachstand, halten: auf Unterarmen und Füßen.
Dann linken Arm anheben,
dann rechten Arm anheben,
dann linkes Bein anheben,
dann rechtes Bein anheben,
dann rechten Arm und linkes Bein anheben,
dann linken Arm und rechtes Bein anheben.

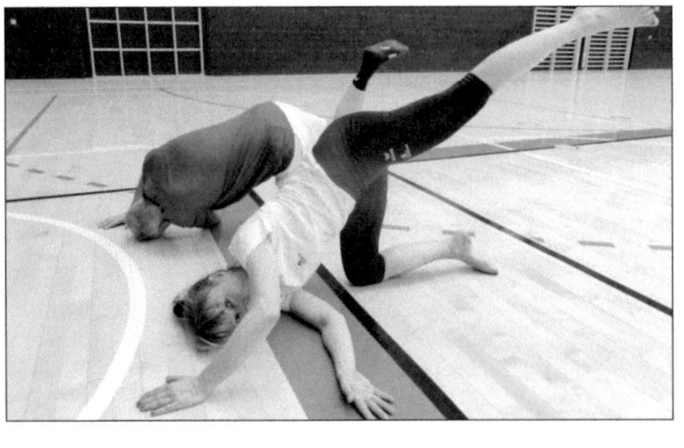

Kopf-Schulter-Stand rechts.
Dann Kopf-Schulter-Stand links.

Kniestand: rechtes Bein nach außen stellen, linkes Bein nach hinten strecken, rechten Arm nach oben und unten durchschwingen.
Links wiederholen.

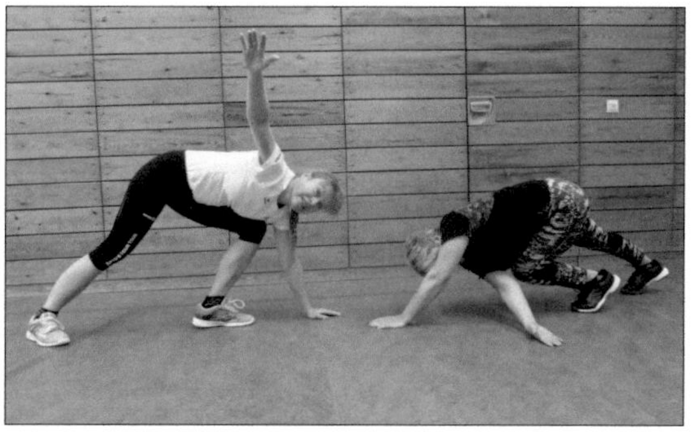

Stretching

Stretching im Sitzen – Assis – Seated – Am Sëtzen

Im Sitzen.
Beinrückseite dehnen. Die Beine gestreckt, mit den Händen die Füße fassen. Der Rücken bleibt gerade.

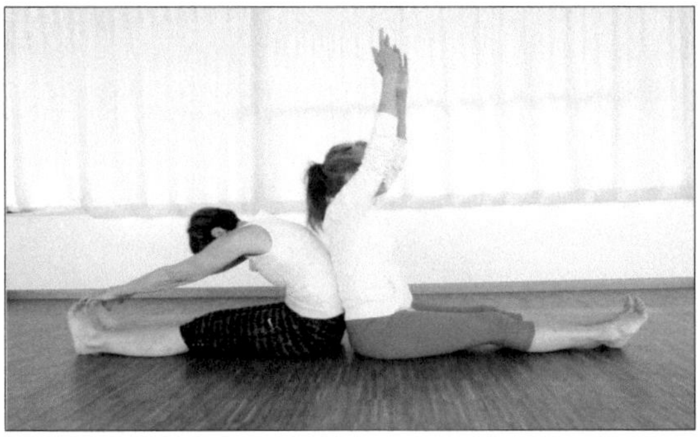

Dann die Hände neben die Beine auf den Boden und die Ellbogen zum Boden ziehen.

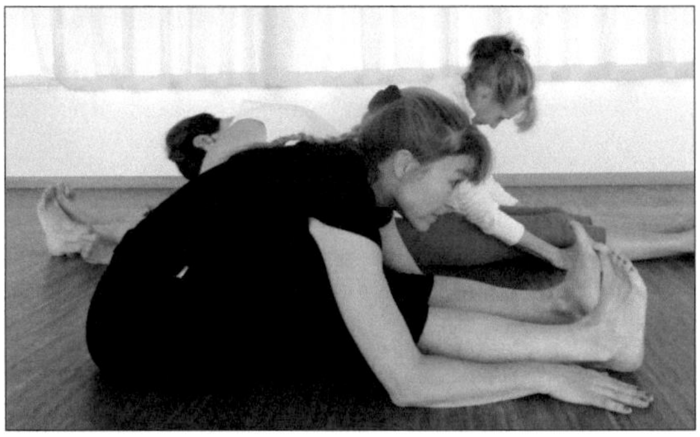

Dann die Hände zwischen die Beine in die Mitte und auch die Ellbogen nach unten ziehen.

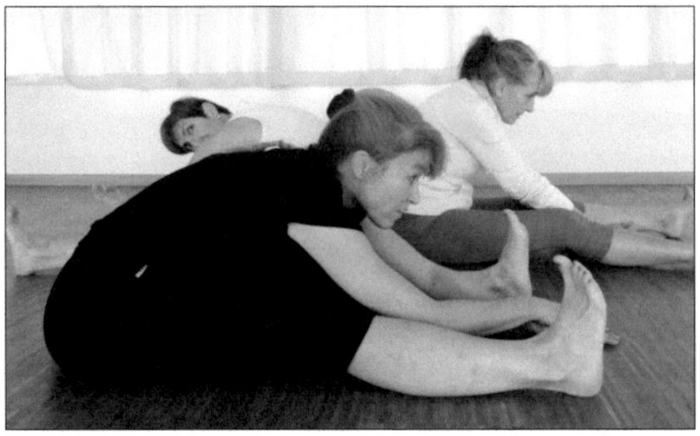

Dann aufrichten, die Arme über Kopf hinter den Körper, den Oberkörper aufrichten.

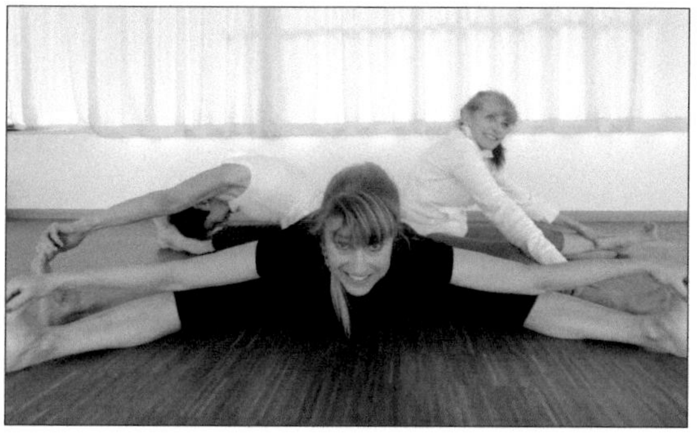

Im Sitzen. Beinrückseite dehnen. Beine gespreizt. Den Oberkörper nach vorn so weit wie möglich Richtung Boden. Der Rücken bleibt gerade.
Dann nach rechts auf das rechte Bein drehen und den Oberkörper Richtung rechtes Knie, die beiden Ellbogen Richtung Boden ziehen.
Links wiederholen.
Dann nach rechts abkippen und über die Seite zum rechten Fuß mit dem rechten Arm und dem linken Arm über Kopf. Unter dem Arm durch zum Himmel schauen. Links wiederholen.

Im Sitzen. Ein Bein angewinkelt. Den ganzen Oberkörper nach rechts hinten drehen. Links wiederholen.

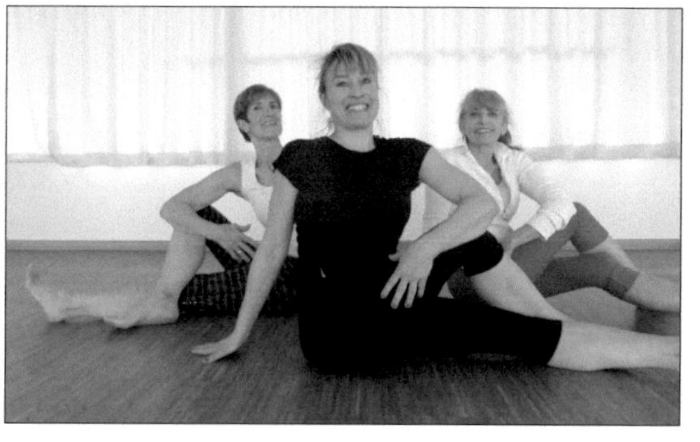

Stretching auf dem Rücken liegend – Sur le dos – Lying on the back – Um Réck

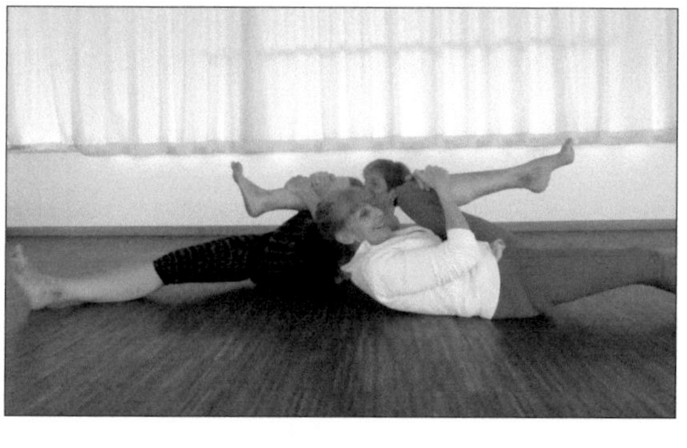

Auf dem Rücken liegend. Das rechte Knie anziehen, die Nase an das rechte Knie.
Dann mit beiden Händen den rechten Fuß nehmen und das Bein durchstrecken. Arbeite an deinem Bein, um es zu strecken.
Links wiederholen.
Dann beide Knie anziehen, die Nase ist zwischen den Knien. Dann mit beiden Händen die beiden Füße fassen und beide Beine strecken. Arbeite an deinen Beinen, um sie zu strecken.

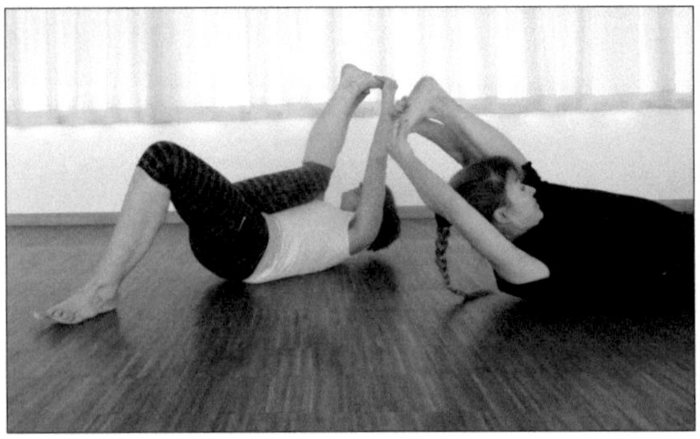

Auf dem Rücken liegend. Das rechte Bein in der rechten Hand gestreckt zur rechten Seite auf den Boden legen.

Dann über Körper das rechte Bein in der linken Hand gestreckt auf die linke Seite legen.
Mit links wiederholen.

Dann aus dieser Position mit den beiden gestreckten Beinen die beiden Beine nach hinten über Kopf auf den Boden.
Dann machst du eine kleine Choreografie-Improvisation mit den Beinen.

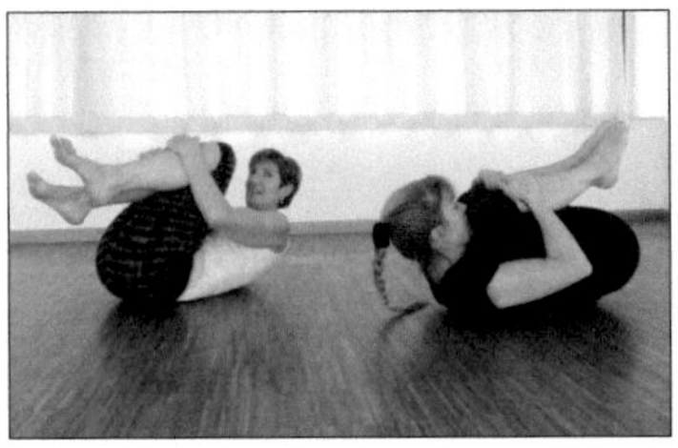

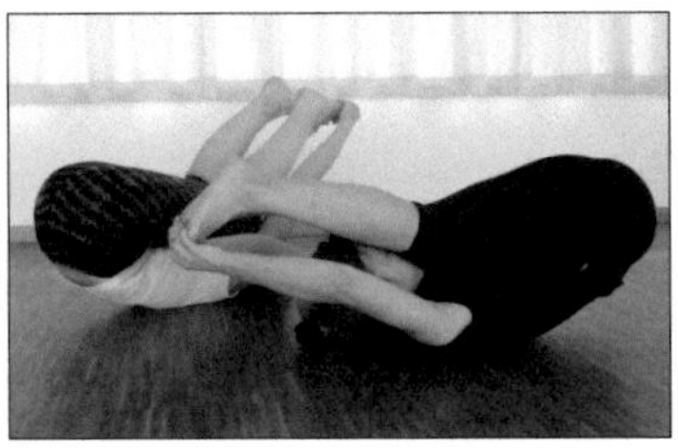

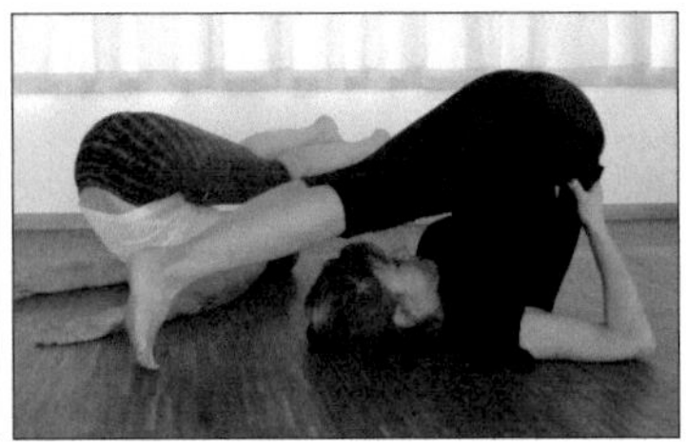

Dann aus dieser Position mit den beiden gestreckten Beinen in die Kerze.

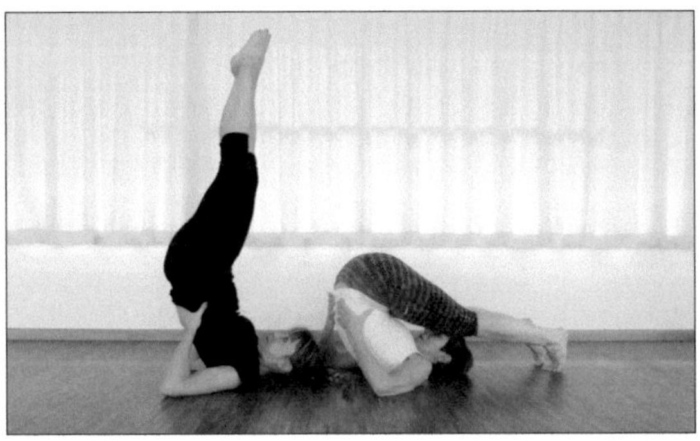

Auf dem Rücken liegend sich ganz lang machen, dabei den ganzen Rücken am Boden halten, beide Arme über Kopf gestreckt und beide Beine gestreckt. Dann den rechten Arm nach unten ziehen. Dann wechseln, den linken Arm nach unten ziehen.
Dann beide Arme nach unten ziehen.

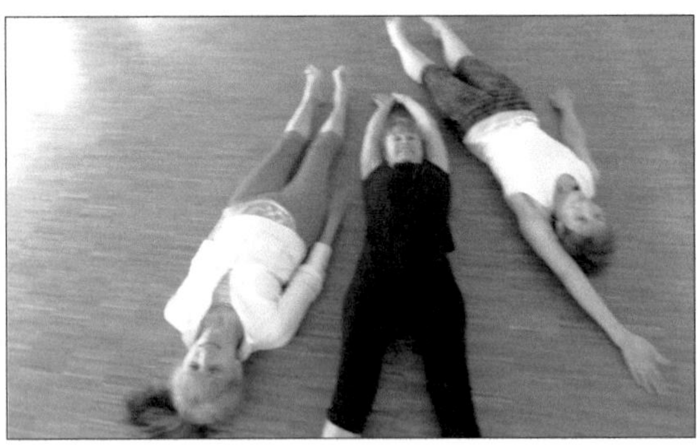

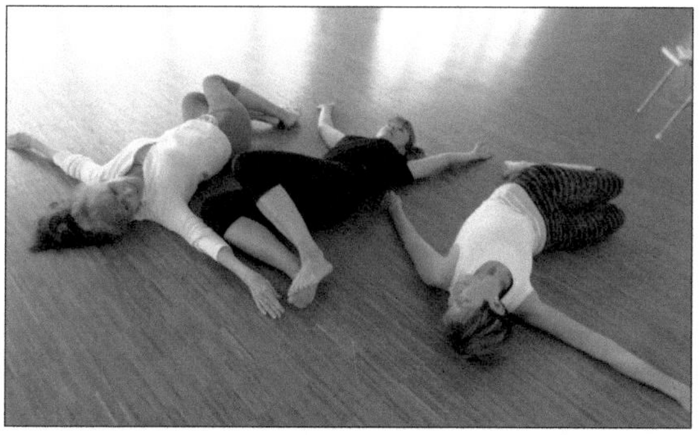

Auf dem Rücken liegend, die Beine angewinkelt, beide Beine nach rechts ablegen, den Kopf nach links drehen. Dann links wiederholen.

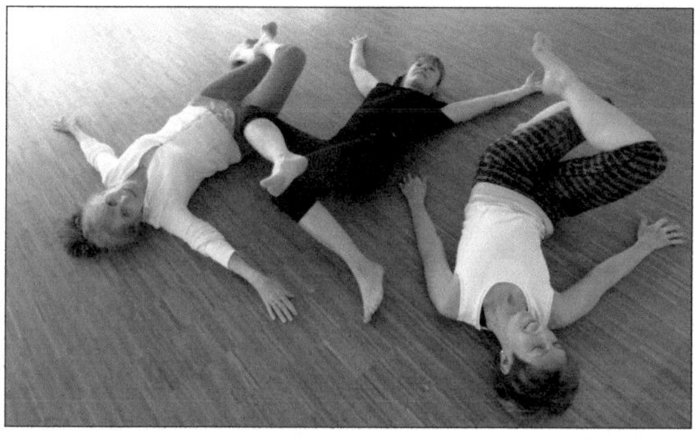

Auf dem Rücken liegend, die Beine angewinkelt, mit dem rechten Bein, die Ferse wie ein Haken, zieht das Knie zur Seite.
Dann links wiederholen.

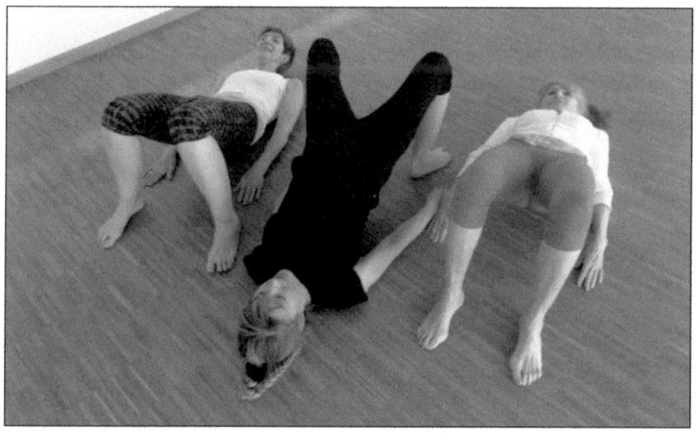

Auf dem Rücken liegend. Die Hüfte anheben. Verschiedene Hüftschwünge, z. B. die Hüfte von links nach rechts bewegen.
Die Hüfte hoch und tief bewegen.
Die Hüfte kreisen, von rechts nach links, von links nach rechts.

Stretching auf dem Bauch liegend – Couché sur le ventre – Lying on the abdomen – Um Bauch

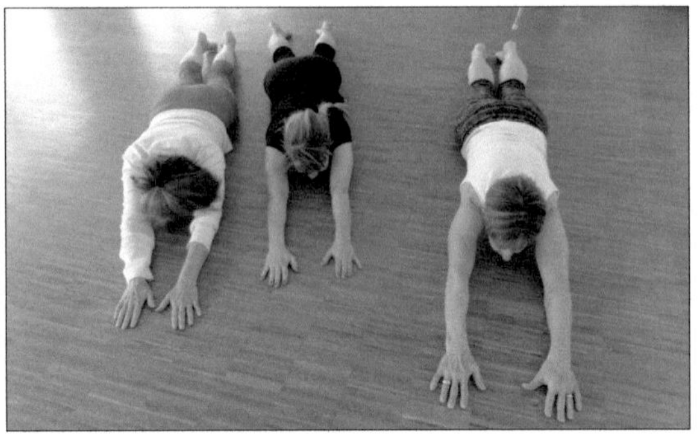

Auf dem Bauch liegend sich ganz lang machen,
mit beiden Armen nach vorn gestreckt,
mit rechtem Arm nach vorn und linkem Arm nach unten gestreckt,
links wiederholen,
mit beiden Armen nach unten gestreckt.

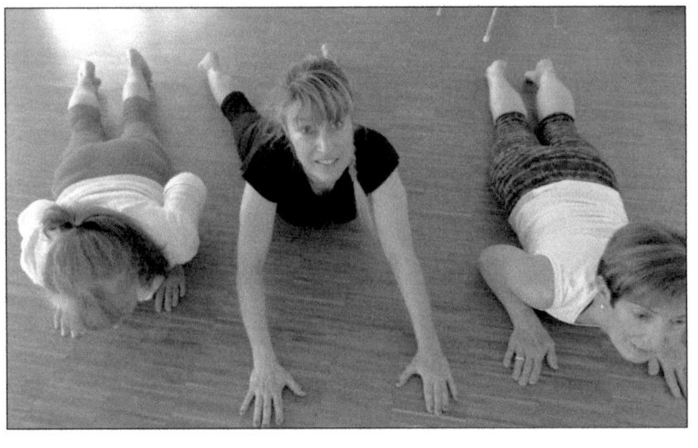

Kleine Cobra
Große Cobra
Sphinx
Schwanensee

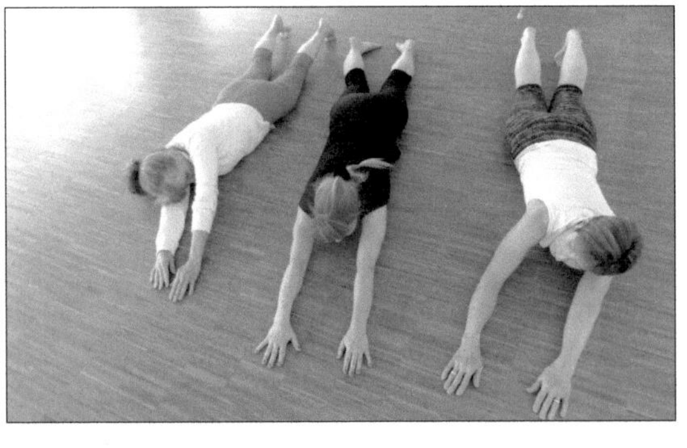

Auf dem Bauch liegen, sich räkeln wie eine Katze.

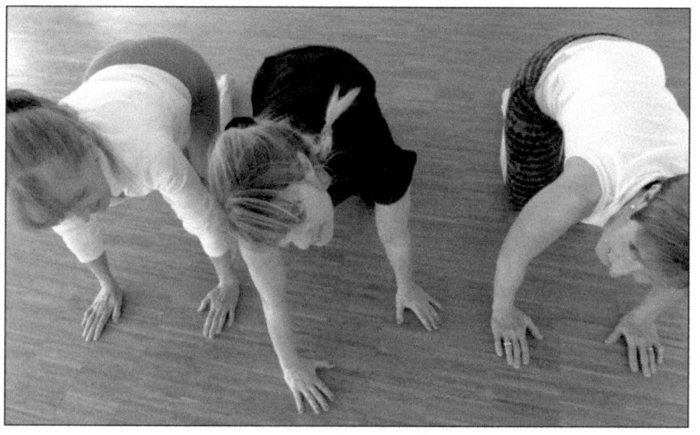

Vierfüßlerstand, sich räkeln wie eine Katze.

Vierfüßlerstand. Runder Rücken nach oben und unten.

Aerobic (Soft)

Das Wort sagt es schon: Aerob, nicht anaerob sind die Übungen. Wir trainieren im aeroben Bereich, nicht im anaeroben Bereich. Das Wort „soft" oder „sanft" betont das noch, wobei es sich nicht um „langweilig" handelt, sondern um „gelenkschonend", „Herz und Kreislauf aktivierend".

Side Step, mit verschiedenen Arm-Bewegungen.
Dann **Double Side Step**, mit verschiedenen Arm-Bewegungen.
Dann **Grapevine**, mit verschiedenen Arm-Bewegungen.

Side Step, Double Side Step, Grapevine, mit verschiedenen Bein-Bewegungen: Bein vorn anheben, zur Seiten, nach hinten.

Tap nach vorn mit linkem und rechtem Fuß, mit verschiedenen Arm-Bewegungen.
Dann Double Tap.
Dann 4 × Tap.
Dann 8 × Tap.

Tap nach hinten mit linkem und rechtem Fuß, mit verschiedenen Arm-Bewegungen.
Dann Double Tap, dann mit Knie anheben.
Dann 4 × Tap, dann mit Knie anheben.
Dann 8 × Tap, dann mit Knie anheben.

Tap rechts und links zur Seite mit verschiedenen Arm-Bewegungen.

Knee Lift nach vorn. 1 ×
2 ×
4 ×
8 ×

Gestrecktes Bein nach hinten. 1 ×
2 ×
4 ×
8 ×

V-Step nach vorn.
V-Step + Side Step.
V-Step + A-Step.

Out-in rechts-links.
Bleiben.

Squat
Verschiedene Squats zur Seite / nach vorn.

In Squat-Stellung mit verschiedenen Arm-Bewegungen.

Piloxing
Verschiedene Box-Bewegungen mit den Armen – nach vorn – zur Seite.
Verschiedene Kick-Bewegungen mit den Beinen – nach vorn – zur Seite – nach hinten.

Zur Seite 1 × – 2 × – 4 × – 4 × + 2 Squat.

Gestrecktes Bein zur Seite. 1 ×
2 ×
4 ×
8 ×
Grapevine, gestrecktes Bein zur Seite. 1 ×
Grapevine, gestrecktes Bein zur Seite. 3 ×

Mambo – Cha-Cha-Cha

Gestrecktes Bein zur Seite. 1 ×
2 ×
4 ×
8 ×
Grapevine, gestrecktes Bein zur Seite. 1 ×
Grapevine, gestrecktes Bein zur Seite. 3 ×

Aerobic – kleine Choreografien

Grapevine zur Seite	V-Step/A-Step 3 × Knee Lift 3 × Mambo (+ turn) March front/back
March front/back	March side and back Cha-Cha-Cha back Jimmy back
Double Grapevine zur Seite	V-Step/A-Step 3 × Knee Lift double Mambo (+ turn) March front/back 4 × Heelsturn
Double Grapevine nach vorn	V-Step/A-Step 3 × Knee Lift double Mambo (+ turn) March front/back Squat Leg Curl + turn
Slot (4 × Side Step) nach vorn	V-Step/A-Step 3 × Knee Lift double Mambo (+ turn) March front/back Squat Leg Curl + turn

Ski-Fitness

Sich auf das Skifahren das ganze Jahr vorzubereiten, ist schlussendlich keine so schlechte Idee. Wenn man die Berge nicht jeden Tag zur Verfügung hat und nur einmal eine Woche lang in Urlaub zum Skifahren fährt, dann sollte man sich auf diese ansonsten ungewohnte sportliche Tätigkeit mit spezifischen Übungen speziell vorbereiten.

D: Pflug-Schritt rechts-links.
E: plough-step right-left,
F: chasse-neige pas droite-gauche.
L: Plou riets-lénks

D: Umsteige-Schritt rechts-links.
E: side-step right-left.
F: pas droite-gauche.
L: Ëmklammen riets-lénks.

D: Pflug / Parallel.
E: plough parallel.
F: Chasse-neige / Parallèle.
L: Plou / Paralell.

D: Schuss / Abfahrtsstellung.
E: Schuss.
F: Tout Schuss / Descente.
L: Schuss.

D: Parallel-Schwung rechts-links.
E: Parallel jump right-left.
F: Parallèle saut droite-gauche.
L: Parallel-Schwong riets-lénks.

D: Twist-Sprung rechts-links.
E: Twist jump right-left.
F: Twist saut droite-gauche.
L: Twist Sprong riets-lénks.

D: Langlauf-Imitationen: Arme gegengleich / parallel schwingen; mit Bein anheben; Langlauf-Springen; Langlauf-Laufen; Langlauf-Sprint.

E: Cross-country imitations: opposed and parallel arm swings; with back leg lifted; cross-country jump; cross-country run; cross-country sprint.

F: Ski de fond imitations : mouvements des bras opposés / parallèles; avec jambe arrière soulevée ; sauts de ski de fond ; course de ski de fond ; sprint de ski de fond.

L: Laanglaf-Imitatiounen: d'Äerm schwenken entgéintgesat / parallel; e Been unhiewen; Laanglaf-Sprangen; Laanglaf-Lafen; Laanglaf-Sprinten.

D: Buckelpiste: tief, ganz tief in die Knie, springen, nach rechts auf die Kanten, nach links auf die Kanten.

E: Mogul slopes: low in the knees, much lower, jump, right edge, left edge.

F: Bosses ; bas dans les genoux, plus bas, sauter, sur le bord droit puis gauche.

L: Bockelpist : déif, ganz déif, sprangen, no riets op d'Kanten, no lénks op d'Kanten.

Step-Aerobic

Es gibt Sportarten, die werden einmal Mode, und dann geraten sie aus der Mode und erleben wieder ein Comeback. So ein bisschen gehört das Step-Aerobic wohl dazu. Es ist und bleibt eine schöne Art, zu trainieren.
Single Basic Step front

V-Step front

Single Basic Step side

Mambo – Cha-Cha-Cha

Step Over

Diagonal Step

Mit Geräten

Reifen / Bälle / kleine Sandsäcke / Stäbe / Kegel / kleine gefüllte Wasserflaschen

Die meisten Übungen lassen sich je nach Gerät beliebig variieren.

Von rechts nach links durch den Raum gehend

Bälle mit rechts hochwerfen / mit links hochwerfen.
Dabei in die Hände klatschen 1 ×, 2 ×, 3 ×, 4 × …
Die Bälle rechts schwingen / links schwingen.
Um den Körper kreisen von rechts nach links / von links nach rechts.
Die Arme in Hochhalteposition.

Beliebig durcheinander durch den Raum gehend

Vorwärts gehen.
Rückwärts gehen.
Seitwärts gehen.
Auf Zehenspitzen gehen.

Auf Fersen gehen.
Auf Außenkanten gehen.
Auf Innenkanten gehen.

Auf der Stelle stehend

Ball zusammendrücken 1 ×, 2 ×, 3 ×, ganz fest / kleine Vibrationen / am Bein / zwischen den Händen.
Ball in Hochhalteposition, in Tiefhalteposition.
Mit dem Ball nach hinten drehen.
Ball um den Bauch kreisen.
Ball um die Knie kreisen.
Ball auf dem Boden um die Füße kreisen.
Achter mit dem Ball um die Füße.

Zu zweit als Partnerübung

Sich den Ball zuwerfen, mit rechts / mit links / dabei geht der eine nach hinten und der andere nach vorn / den Ball rollen / einer rollt den Ball, der andere wirft den Ball / beide rollen den Ball / beide werfen den Ball.
Den Reifen drehen und laufen, um den Reifen herum und wieder den eigenen Reifen fassen.

Im Kreis

Ball an den Nachbarn weitergeben.
Auf Hipp nach links / auf Hopp nach rechts / auf „Werfen" den Ball dem Gegenüber zuwerfen.
Den Namen desjenigen rufen, dem man den Ball zuwirft.

Kleine Wettspiele in zwei Gruppen

Wer den Ball zuerst in die Luft hält, hat gewonnen.
Ball vorn übergeben.
Ball hinten übergeben.
Ball über Kopf übergeben.
Den Ball erst auf Kommando „3" weitergeben.

Sitz-Gymnastik

Die meisten Übungen, die Sie im Stehen machen, können Sie auch im Sitzen machen, mit oder ohne Geräte. Daher werde ich diese hier nicht nochmals beschreiben. Sie können diese individuell adaptieren.

Jogging, Walking, Nordic Walking, Radfahren, Badminton, Volleyball etc.

Diese Sportarten eignen sich ebenfalls besonders für die allgemeine Fitness, wie viele andere auch: Wandern, Radfahren: Straßenrad oder Mountainbike und ebenso viele andere Sportarten, drinnen oder draußen. Skifahren, Surfen, Rudern, Kajak, Klettern … Der Fantasie sind keine Grenzen gesetzt.

Zusammenfassung – Summary – Résumé – Résumé

Dieses Büchlein ist eine Zusammenfassung von erprobten Übungen, die ich mit meinen Teilnehmern gerne und oft mache. Es gibt natürlich viele andere Möglichkeiten und Variationen, die Sie beliebig kombinieren können, je nach Alter, Lust und Laune. Wichtig ist, dass Sie dabei Spaß und Freude haben, immer etwas Abwechslung ins Programm bringen und auch ab und zu zwischen den Sportarten und Aktivitäten wechseln. Sie haben hier einige Ideen einfach beschrieben zusammengefasst, die Sie selbst weiter gestalten können, allein oder in der Gruppe. Das Ganze ist untermalt mit kleinen Anekdoten, in mehreren Sprachen.

This little book is a collection of exercises that I do with my course participants, with pleasure and often. Of course, there are many other possibilities and variations that you could combine, according to your age or your mood and as you wish. The important thing is that you have fun with it, that you bring diversity to your program and, from time to time, change the sports and activities that you do. Here are some easy-to-understand ideas that you can personalise yourself, alone or in a group. All these exercises are accompanied by short anecdotes in different languages.

Ce petit livre est une collection d'exercices, que je fais avec mes participants avec plaisir et souvent. Bien entendu il y a beaucoup d'autres possibilités et variations, que vous pourriez combiner selon votre âge et selon votre volonté. L'important est de vous amuser, d'apporter de la diversité au programme et de changer de sports et d'activités de temps en temps. J'ai collectionné quelques-unes de mes idées ici de façon simple, que vous saurez développer vous-même, seul ou en groupe. Tous ces exercices sont soulignés par de petites anecdotes, en différentes langues.

Dëst Bichelchen ass eng Sammlung vun Übungen, déi ech gär an dacks a menge Coursen maachen. Et ginn natierlech vill aner Méiglechkeeten a Variatiounen, déi Dir Ärem Alter oder Ärer Laun no kombinéiere kënnt. Wat wichteg ass, ass datt Dir dobäi Spaass a Freed hutt an ëmmer e bëssen Ofwiesslung an Äre Programm bréngt an och emol vun enger Sportaart oder Aktivitéit an eng aner wiesselt. Ech hunn Iech hei verschidden Iddien zesummegestallt, un Iech déi eleng oder an enger Grupp esou ëmzesetze, wéi et Iech Spaass mécht. Dat Ganzt gëtt opgelackert mat klengen Anekdoten op verschidde Sproochen.

Literaturverzeichnis – References – Bibliographie – Referenzen

Im Zeitalter des Internets ist wohl die beste Stelle für Übungen zu finden: das Internet. Daher werde ich hier auch keine „alten Schinken" oder veraltete Bücher angeben, die dann nur ein müdes Lächeln hervorrufen. Stattdessen rufe ich den eifrigen Leser dazu auf, sich im Internet seine Lieblingsübungen selbst zusammenzustellen. Es gibt eine unbegrenzte Vielfalt von YouTube-Videos und Anleitungen für jeden Geschmack.

In the age of the internet, the best place to find exercises is: the internet. Therefore, I will not present any old hats or obsolete books, which will only bring a weary smile to your lips. Instead, I would like to ask eager readers to collect their own favourite exercises on the internet. There is an unlimited variety of YouTube videos and instructions for all tastes.

A l'époque d'internet, le meilleur endroit pour trouver des exercices est : internet. Pour cette raison je ne vais pas présenter de vieux bouquins ici, auxquels on ne répondrait qu'avec un sourire de lassitude. Par contre je souhaite demander au lecteur avide de se constituer un palmarès de ses exercices préférés. Il y a un choix illimité de vidéos YouTubes et d'instructions pour tous les goûts.

Am haitegen Zäitalter ass wuel den Internet déi beschte Plaz fir Übungen ze fannen. Dofir ginn ech Iech hei och keng al Kamellen oder vereelzte Bicher un, iwwert déi Dir just nach kënnt de Kapp rëselen. Amplaz dovunner roden ech Iech am Internet ze sichen an Iech Är Liiblingsübungen zesummenzesetzen. Et fënnt een do zeg YouTubes a Beschreiwunge fir all Goût.

- 17 boulevard Jourdan. Récits. Alliance Internationale. http://www.allianceinternationale.org
- Anthologie 2019. Frieling-Verlag
- City Magazine Officiel de la Ville de Luxembourg (Octobre 2018), Deuxant, Quentin (autueur), Nader Ghavami (photographe): Sports Pour Tous. Sports For All, pp. 55-60, available online: https://city.vdl.lu/en/2018/09/27/sports-for-all/
To read the entire article:
- https://issuu.com/maisonmoderne/docs/city_2018_10_issuuPour lire plus sur le Sport pour Tous et voir des vidéos YouTubes : en général, jeunes, adultes, ainés :
- https://www.vdl.lu/visiter/loisirs-et-sports/cours-sports-pour-tous
- https://www.vdl.lu/visiter/loisirs-et-sports/cours-de-sports-de-la-ville/sports-pour-tous-jeunes
- https://www.vdl.lu/visiter/loisirs-et-sports/cours-de-sports-de-la-ville/sports-pour-tous-adultes
- https://www.vdl.lu/visiter/loisirs-et-sports/cours-de-sports-de-la-ville/sports-pour-tous-aines-55
- Freedman, F. B., Gibbs, B., Hall, D., Kelly E., Monks, J., Smith, J. (2005). Yoga & Pilates for Everyone. Hermes House. Anness Publishing. London, UK.

Danksagung

Danke an alle, die an diesem Buch mitgeholfen haben, ohne Euch wäre dieses Buch nicht so erschienen, Eure Geschichten und Anekdoten machen dieses Buch erst richtig lebendig. Der Wunsch nach Anonymität einiger von Euch wird natürlich respektiert. Es war viel Arbeit, und gleichzeitig viel Spaß, Euch zuzuhören und Eure Erlebnisse schriftlich zu sammeln. Ohne die fleißige Mithilfe der Korrekturleser und die vielen Gespräche und Diskussionen wäre es nicht möglich gewesen, dieses Buch zu schreiben. Es wurde durch Euch alle zusammen lebhaft wie unsere Sportkurse.

Der allergrößte Dank geht an meine Eltern, die mich sportlich erzogen haben. In unserer Familie wurde immer viel Sport getrieben, das Radfahren gehörte für uns Kinder zum Alltag, da wir mit dem Rad zur Schule fuhren. Dazu kamen dann noch ganz verschiedene Sportarten, wir spielten immer draußen, bei jedem Wetter: Fußball, Laufen, Schlittenfahren, Seilhüpfen und Rollschuhfahren, Wandern, Eislaufen usw. In meiner Jugend war es natürlich, in einem Sportverein zu sein. Ich war im Turnverein und bestritt viele Wettkämpfe, nicht nur im Turnen, sondern auch in der Leichtathletik, im Schwimmen, Radfahren, Thriatlon … Die meisten Kinder im Jahre 2018 kennen nur noch das iPhone als Sportart.

Ein riesiger Dank geht an alle Teilnehmer des „Sports pour Tous“, Ville de Luxembourg, und die Commune de Roeser, Commune d’Oberkorn, Commune de Sanem sowie unser Team, unsere Trainer, die immer mit neuen Ideen weiterhelfen, um uns weiterzubilden, jeden einzelnen Tag.

Ein weiterer Dank geht an die hervorragenden Korrekturleser in Deutsch, Englisch, Französisch und Luxemburgisch – und natürlich an den Frieling-Verlag, für seine hervorragende Hilfe, wie bei allen meinen bisherigen Büchern, aus einer Idee ein Buch zu machen.

Acknowledgement

Thanks to all the people who have collaborated on this book. Without you it would not have been published the way it is, your stories and anecdotes make this book truly lively. Your desire for anonymity is of course respected. Sure, it was a lot of work, and a lot of fun at the same time, listening to you and collecting your experiences. Without the diligent help of the proof readers and the many talks and discussions, this book would not have been written. Thanks to you, it has become as lively as our sports classes.

My greatest thanks go to my parents, who educated me in a sporty way. Our family always practiced many sports. Cycling was part of our everyday life as kids because we cycled to school but on top of this, there were the many different sports that we always played outdoors and in all weather: football, running, tobogganing, rope skipping, roller skating, hiking, ice skating and so on. In my youth, it was common to be a member of a sports club. I was member of a gymnastics club and participated in many competitions, not only in gymnastics, but also in athletics, swimming and cycling, triathlon, … . Most children in 2018 only know their iPhone as a sport.

Big thanks go to the numerous participants at the "Sports pour Tous" classes, to the City of Luxembourg and the communes of Roeser, Oberkorn and Sanem, and to our training team, who always have great new ideas to help us progress every single day.

Additional thanks go to the excellent proofreaders in German, English, French and Luxembourgish, and to Frieling Verlag publishing house, for their outstanding support – as with all of my previous books – in making a book from an idea.

Remerciements

Mes remerciements vont à tous les gens qui ont collaboré à ce livre, sans lesquels ce livre n'aurait pas pu être publié tel qu'il l'est, vos histoires et anecdotes rendent ce livre vraiment dynamique. Votre désir de conserver l'anonymat est bien sûr respecté. Evidemment c'était beaucoup de travail, mais beaucoup de plaisir en même temps, de vous écouter et de collectionner vos expériences. Sans l'aide assidue du correcteur de lecture et les nombreuses discussions ce livre n'aurait pas pu être écrit. Grâce à vous il est devenu aussi dynamique que nos cours de sports.

Le plus grand remerciement va à mes parents qui m'ont élevée de manière sportive. Dans notre famille de multiples sports ont été pratiqués, faire du vélo faisait partie de notre vie quotidienne, car nous allions à l'école en vélo. S'y ajoutaient différents sports, comme nous jouions toujours dehors, par tous les temps : football, courir, faire de la luge, saut à la corde, patinage, faire de la randonnée, patinage sur glace, etc. J'étais membre dans un club de gymnastique aux agrès et j'ai participé à de multiples compétitions, pas seulement en gymnastique, mais aussi en athlétisme, natation, bicyclette, triathlon,... En 2018, la plupart des enfants ne connaissent que leur iPhone comme sport.

Un grand merci aux nombreux participants des cours Sports pour Tous, Ville de Luxembourg, et Commune de Roeser, Commune d'Oberkorn, Commune de Sanem, notre équipe, nos moniteurs, qui ont toujours des idées géniales afin de nous faire progresser chaque jour.

D'autres remerciements vont aux correcteurs de langue allemande, anglaise, française et luxembourgeoise, ainsi qu'au Frieling Verlag, maison éditrice, pour leur excellent soutien – comme d'habitude avec mes livres précédents – afin de faire d'une idée un livre.

E grousse Merci

E grousse Merci un Iech all, déi Dir mir bei dësem Buch gehollef hutt. Mat Äre Geschichten an Anekdoten, anonym oder mat Ärem Numm, hutt dir dëst Buch richteg lieweg gemaach. Et war vill Aarbecht, awer och vill Spaass, fir Iech nozelauschteren an Är Erliefnisser zu Pabeier ze bréngen. Et wier och net méiglech gewiescht dëst Buch ze schreiwen ouni däi engagéiert Hëllef vun den Iwwerlieser an deene sëlleche Gespréicher an Diskussiounen. Duerch Iech all ass d'Buch esou lieweg gi wéi eis Sportscoursen.

Dee gréisste Merci geet awer u meng Elteren, déi mech sportlech erzunn hunn. Mir hunn ëmmer an der Famill vill Sport gemaach, all Dag mam Vëlo an d'Schoul fuere war ganz selbstverständlech. Mir hunn all méigleche Sport gemaach, dobaussen a bei all Wieder: Fußball, Lafen, Schlittfueren, am Seel sprangen, Rollschong- a Schlittschongfueren, Wanderen asw. Et war normal a menger Jugend fir an engem Sportsveräin ze sinn. Ech war am Turnclub a war bei massege Kompetitiounen dobäi, net nëmmen am Turnen, mee och an der Liichtathletik, am Schwammen, beim Vëlo an Triathlon. Leider sinn déi meeschte Kanner haut méi um i-phone wéi um aktive Sport interesséiert.

Och wëll ech hei all de Participanten vu Sports pour Tous vun der Stad Lëtzebuerg an deenen aus de Gemenge Réiser, Uewerkuer a Suessem Villmools Merci soen an och eisem Team an den Trainer, déi ëmmer an all Dag mat neien Iddien eis hëllefen eis weiderzebilden.

Dem Frieling Verlag hunn ech et ze verdanken, datt duerch seng wäertvoll Hëllef et mir méiglech war aus menger Iddi e Buch ze maachen – esou wéi de Verlag mech scho bei mengen anere Bicher ënnerstëtzt huet.

Zum Autor

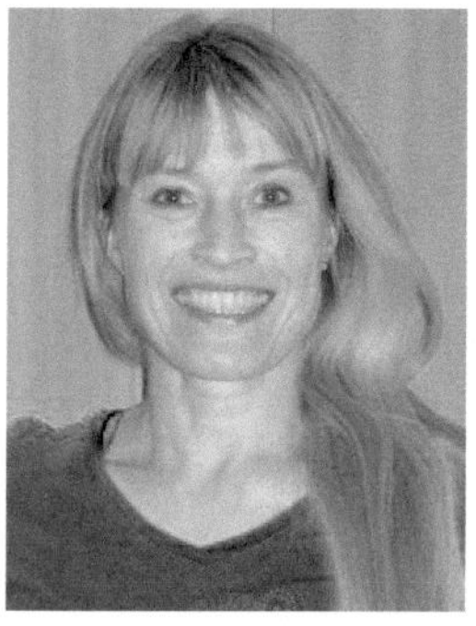

Dr. Ursula Schinzel ist seit ihrer Jugend Sporttrainerin. Sie trainiert verschiedene Gruppen in verschiedenen Sportarten wie Aerobic, Fitness, Step, Bauch-Rücken-Beine-Po, Ski-Fitness, Badminton, Pilates, Yoga, Jogging, Walking, Nordic Walking ... und verschiedene Großveranstaltungen wie City-Jogging, Relais pour la Vie, Wibbel an Dribbel, Aktion Handicap, Race for the kids ... und dies für den „Sports pour Tous", Ville de Luxembourg, Commune de Roeser, Commune d'Oberkorn, Commune de Sanem.

Sie ist seit 2014 selbstständige Lehrerin für Sport, Sprachen und Management. Seit 2013 hält sie einen Doktortitel in Business Administration und unterrichtet online für Unicaf University: Betreung von Doktoranden, Strategy, Research, Innovation, Fieldwork Exploration, Professional Development, Social Behaviour, Management. Sie unterrichtet auch Sprachen für EVAGroup: Deutsch, Französisch, Luxemburgisch. Sie forscht, verfasst Publikationen und schreibt Bücher. Im Frieling-Verlag erschienen: „How to get a Doctorate", „Pourquoi les luxembourgeois sont-ils heureux?", „Reise Reise", „Die großen Themen unserer Zeit". Auf internationalen Konferenzen spricht sie zu Themen wie „Responsible Leadership", „Intercultural Environments", „A Shared Language and Storytelling", „Networks" und andere mehr.

Siehe **www.ursula-schinzel.com**

Den Autor kontaktieren: ursula_schinzel@yahoo.com

Welche drei Sport Short Storys haben euch am besten gefallen? Bitte schreibt mir eure Bewertung!

Habt Ihr eure eigenen Sport Short Storys? Dann schickt sie mir bitte auch!

About the author

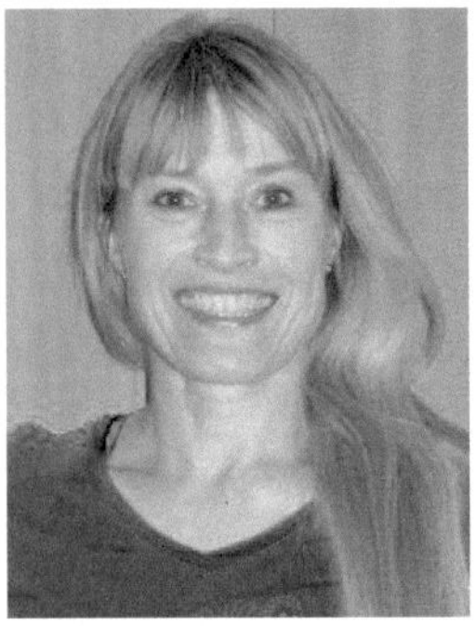

Dr Ursula Schinzel has been a sports trainer since her youth. She coaches different groups in different sport disciplines such as aerobics, fitness, step, core strengthening, ski-fitness, badminton, Pilates, yoga, jogging, walking, Nordic walking, among others, for various major events like City-Jogging, Relais pour la Vie, Wibbel an Dribbel, Aktion Handicap, Race for the kids, etc.. These are in the context of the Sports for All / Sport pour Tous program, City of Luxembourg, and the communes of Roeser, Oberkorn and Sanem.

Since 2014, she has been independent teacher for sports, languages and management. She was awarded a PhD as a Doctor in Business Administration in 2013 and teaches online with Unicaf University: supervision of doctoral students, strategy, research, innovation, fieldwork exploration, professional development, social behaviour and management. She also teaches the German, French, and Luxembourgish languages with EvaGroup. She researches and writes publications and books, which are published with Frieling Verlag: 'How to get a Doctorate', 'Pourquoi les luxembourgeois sont-ils heureux', 'Reise Reise', 'Die großen Themen unserer Zeit'. At international conferences she presents subjects such as: responsible leadership, intercultural environments, shared language and storytelling, networks and others.

See **www.ursula-schinzel.com**

Contact the author: ursula_schinzel@yahoo.com

Which 3 Sport Short Stories did you like best? Please email me your score!

Do you have your own Sport Short Stories to share with me? Please email them to me!

L’auteur

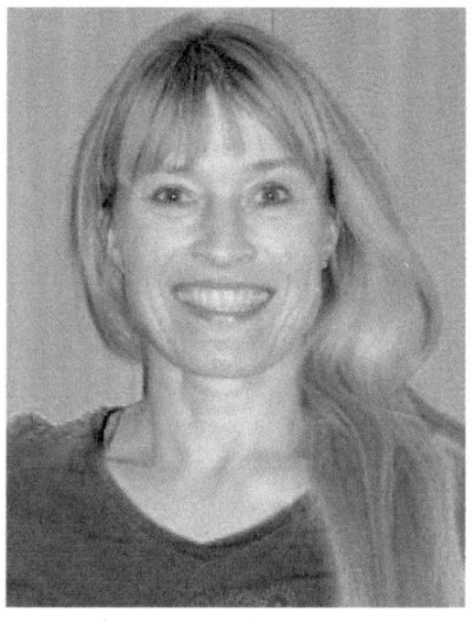

Dr Ursula Schinzel est coach sportif depuis sa jeunesse. Elle enseigne à différents groupes en différents sports, comme par exemple : Aérobic, fitness, step, ventre-dos-jambes-postérieur, ski-fitness, badminton, pilates, yoga, jogging, marche, marche nordique, ... et plusieurs grandes manifestations comme le City-Jogging, Relais pour la Vie, Wibbel an Dribbel, Akion Handicap, race for the kids, ... Et ceci pour le Sport pour Tous, Ville de Luxembourg, la commune de Roeser, la commune d’Oberkorn, et la commune de Sanem.

Depuis 2014 elle est professeur indépendant de sports, langues et management. Depuis 2013 elle détient le titre de docteur en ‘administration des affaires’ et enseigne online pour Unicaf University : Supervision de doctorants, Strategy, Research, Innovation, Fieldwork Exploration, Professional Development, Social Behaviour, Management. Elle enseigne aussi des langues avec EvaGroup : Allemand, Français, et Luxembourgeois. Elle fait de la recherche et écrit des publications et des livres. Publiés au Frieling Verlag : ‚How to get a Doctorate‘. ‚Pourquoi les luxembourgeois sont-ils heureux‘, ‚Reise Reise‘, ‚Die großen Themen unserer Zeit‘. Elle présente à des conférences internationales les sujets suivants : ‘Responsible Leadership’, ‘Intercultural Environments’, ‘a Shared Language and Storytelling’, ‘Networks’ et autres.

Voir: **www.ursula-schinzel.com**

Contacter l’auteur : ursula_schinzel@yahoo.com

Quels sont les 3 Sport Short Stories que vous avez préférés ? Veuillez m’envoyer votre résultat!

Avez-vous vos propres Sport Short Stories? Alors veuillez me les envoyer via email !

Den Auteur

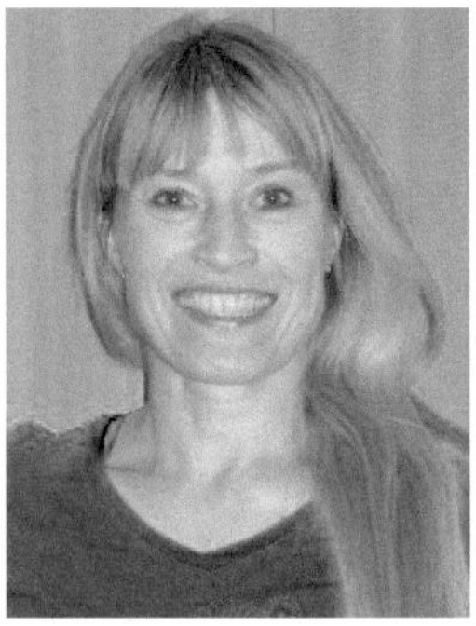

D‘Dr Ursula Schinzel ass säit hirer Jugend Sport-Trainerin. Si trainéiert verschidde Gruppen a sëlleche Sportaarten wéi Aerobic, Fitness, Step, Bauch-Réck-Been-Hënner, Ski-Fitness, Badminton, Pilates, Yoga, Jogging, Walking, Nordic Walking, ... a mécht mat bei ville groussen Organisatioune wéi City-Jogging, Relais pour la Vie, Wibbel an Dribbel, Aktioun Handicap, Race for the kids,... an dat fir Sport pour Tous vun der Stad Lëtzebuerg a fir d’Gemenge Réiser, Uewerkuer a Suessem.

Si ass säit 2014 selbstänneg Léierin fir Sport, Sproochen a Management. Säit 2013 huet si en Doktertitel a Business Administration a gëtt Online Coursen fir Unicaf University: Supervisioun vun Doktoranten, Strategy, Research, Innovation, Fieldwork Exploration, Professional Development, Social Behaviour, Management. Si hält och Sproochecourse fir EvaGroup: Däitsch, Franséisch a Lëtzebuergesch. Si fuerscht a schreift Publikatiounen a Bicher. Am Frieling Verlag huet si dës Bicher erausginn: ‚How to get a Doctorate‘, ‚Pourquoi les luxembourgeois sont-ils heureux‘, ‚Reise Reise‘, ‚Die großen Themen unserer Zeit‘. Op internationale Konferenze referéiert si zu Theme wéi ‘Responsible Leadership’, ‘Intercultural Environments’, ‘a Shared Language and Storytelling’, ‘Networks’ a méi.

Méi Detailer op **www.ursula-schinzel.com**

Den Auteur kontaktéieren: ursula_schinzel@yahoo.com

Wat fir 3 Sport Short Stories hunn Iech am Beschte gefall? Deelt mir Är Auswiel mat.

Vläicht hutt Dir och esou eng Sport Short Story? Da schéckt se mir w.e.g.!